U0321213

中国医学临床百家

漆松涛 ／ 著

颅咽管瘤
漆松涛 2020 观点

科学技术文献出版社
SCIENTIFIC AND TECHNICAL DOCUMENTATION PRESS

·北京·

图书在版编目（CIP）数据

颅咽管瘤漆松涛2020观点 / 漆松涛著. —北京：科学技术文献出版社，2019. 10
ISBN 978-7-5189-6096-5

Ⅰ. ①颅…　Ⅱ. ①漆…　Ⅲ. ①颅咽管瘤—诊疗　Ⅳ. ① R739.41

中国版本图书馆 CIP 数据核字（2019）第 202282 号

颅咽管瘤漆松涛2020观点

策划编辑：帅莎莎　　　责任编辑：帅莎莎　　　责任校对：张吲哚　　　责任出版：张志平

出　版　者	科学技术文献出版社
地　　　址	北京市复兴路15号　邮编　100038
编　务　部	(010) 58882938，58882087（传真）
发　行　部	(010) 58882868，58882870（传真）
邮　购　部	(010) 58882873
官方网址	www.stdp.com.cn
发　行　者	科学技术文献出版社发行　全国各地新华书店经销
印　刷　者	北京虎彩文化传播有限公司
版　　　次	2019 年 10 月第 1 版　2019 年 10 月第 1 次印刷
开　　　本	710×1000　1/16
字　　　数	49千
印　　　张	6　彩插10面
书　　　号	ISBN 978-7-5189-6096-5
定　　　价	88.00元

序
Preface

韩启德

　　欧洲文艺复兴后，以维萨利发表《人体构造》为标志，现代医学不断发展，特别是从 19 世纪末开始，随着科学技术成果大量应用于医学，现代医学发展日新月异，发生了根本性的变化。

　　在过去的一个世纪里，我国现代化进程加快，现代医学也急起直追。但由于启程晚，经济社会发展落后，在相当长的时期里，我国的现代医学远远落后于发达国家。记得 20 世纪 50 年代，我虽然生活在上海这个最发达的城市里，但是母亲做子宫切除术还要到全市最高级的医院才能完成；我患猩红热继发严重风湿性心包炎，只在最严重昏迷时用过一点青霉素。20 世纪 60—70 年代，我从上海第一医学院毕业后到陕西农村基层工作，在很多时候还只能靠"一根针，一把草"治病。但是改革开放仅仅 30 多年，我国现代医学的发展水平已经接近发达国家。可以说，世界上所有先进的诊疗方法，中国的医生都能做，有的还做得更好。更为可喜的是，近年来我国医学界开始取得越来越多的原创性成果，在某些点上已经处于世界领先地位。中国医生已经不再盲从发达国家的疾病诊疗指南，而能根据我们自己的经验和发现，根据我国自己的实际情况制定临床标准和规范。我们越来越有自己的东西了。

要把我们"自己的东西"扩展开来，要获得越来越多"自己的东西"，就必须加强学术交流。我们一直非常重视与国外的学术交流，第一时间掌握国外学术动向，越来越多地参与国际学术会议，有了"自己的东西"也总是要在国外著名刊物去发表。但与此同时，我们更需要重视国内的学术交流，第一时间把自己的创新成果和可贵的经验传播给国内同行，不仅为加强学术互动，促进学术发展，更为学术成果的推广和应用，推动我国医学事业发展。

我国医学发展很不平衡，经济发达地区与落后地区之间差别巨大，先进医疗技术往往只有在大城市、大医院才能开展。在这种情况下，更需要采取有效方式，把现代医学的最新进展以及我国自己的研究成果和先进经验广泛传播开去。

基于以上考虑，科学技术文献出版社精心策划出版《中国医学临床百家》丛书。每本书涵盖一种或一类疾病，由该疾病领域领军专家撰写，重点介绍学术发展历史和最新研究进展，并提供具体临床实践指导。临床疾病上千种，丛书拟以每年百种以上规模持续出版，高时效性地整体展示我国临床研究和实践的最高水平，不能不说是一个重大和艰难的任务。

我浏览了丛书中已经完稿的几本书，感觉都写得很好，既全面阐述有关疾病的基本知识及其来龙去脉，又介绍疾病的最新进展，包括笔者本人及其团队的创新性观点和临床经验，学风严谨，内容深入浅出。相信每一本都保持这样质量的书定会受到医学界的欢迎，成为我国又一项成功的优秀出版工程。

《中国医学临床百家》丛书出版工程的启动，是我国现代医学百年进步的标志，也必将对我国临床医学发展起到积极的推动作用。衷心希望《中国医学临床百家》丛书的出版取得圆满成功！

　　是为序。

作者简介

Author introduction

漆松涛，主任医师，教授，博士研究生导师。培养硕士、博士研究生180余名。南方医科大学附属南方医院神经外科主任、大外科主任。国务院特殊津贴获得者，广东省首届名医。

学术成就：

·在鞍区和松果体区肿瘤的手术治疗、围手术期治疗、促进神经再生治疗及远期内分泌治疗等领域有多项重要的贡献，是具有国际影响力的专家。

·在人民卫生出版社等出版社出版专著7部，发表SCI论文80篇，中文论文360余篇，参与或主持行业技术专家共识10余份，获得省部（军队）一、二、三等奖12项。

·在美国Springer出版社和Bentham Science出版社出版专著各1本。

社会兼职：

·中华医学会神经外科分会副主任委员。

·中国计算机辅助外科协会副主任委员。

· 中国神经科学学会基础与临床分会副主任委员。

· 中国医师协会胶质瘤委员会常任委员。

· 中华医学会小儿神经外科学组组长。

· 广东省神经外科学会主任委员。

· 《中华神经外科杂志》《中国微侵袭神经外科杂志》《中国临床神经外科杂志》，*Neurosurgery* 中文版等杂志的编委、常务编委及副主编。

前 言
Foreword

　　疾病的自然属性与人的社会属性决定了颅咽管瘤治疗的复杂性。在以往看到的一些书籍中，对某一疾病发表个人观点时，我心中是有微澜的。我想除非对疾病的根本原因有所揭示，或开拓了疗效更为明显的治疗技术方法，否则是不应该有个人观点的，而是应基于循证医学的视角，来阐述疾病的当代治疗方法。

　　颅咽管瘤是一种因解剖因素而不能治愈的良性肿瘤，故手术、放疗、囊液抽吸、囊内放化疗等治疗手段，在大多数国家和地区均为该病的一线治疗方法。但是由于治疗方法混乱、疗效不尽人意，使得颅咽管瘤成为人体良性肿瘤的极端病种，中国也不例外。近5年来，颅咽管瘤的外科治疗策略、方法和路径愈发繁杂，陈述与实际疗效相差甚远，令人生忧。收到编辑的邀请信之后我思绪良多，考虑再三我放弃初衷而应承写稿，有以下几个原因：一是我所在的南方医院神经外科，经过20年的集体努力，在颅咽管瘤的细胞分子水平、胚胎、解剖、外科治疗及内分泌维护等方面，进行了系统的研究与观察。对颅咽管瘤发生、发展的根本原因，以及关键的外科治疗原则与技术，都取得了颠覆性的进展及明显的疗效，受到国际同行的认可，发表 SCI 论文 30 余篇。二是今年在应邀出版此书的同时，Springer 出版的《颅咽管瘤图谱：病理、分型和手术（Atlas of craniopharyngioma：pathology、classification and surgery）》，全面地展示了我们在颅咽管瘤诊治及基础研究中的特殊观点。三是我们的原创性观点，引起了国际同行的极大兴趣。颅咽管瘤临床中并不少见，其治疗的困难与复杂程度之大，也引起许多著名神经外科专家的关注与探究。我与同事们专注在此领域中 20 余年，对颅咽管瘤这样一个发病率高且严重影响内分泌功能的良性疾病，在诊断、治疗、内分泌功能维护与重建及随访等方面，均花费了大量的人力与物力，前后参与此领域临床与科研的同事超过 30 名。这本书中所涉及的观点是基于胚胎、组织学及临床特点提出的。因此，此书虽以我个人名义出版，但实际上是我们整个团队的观点，应当在此与同行分享。

本书关于颅咽管瘤的主要观点如下：①颅咽管瘤来自于 Rathke's 囊的残存细胞突变或鳞状上皮化生，故肿瘤是起源于神经组织软膜以外的。②已有的分型方法容易引起对肿瘤起源的认识错误，比如"三脑室内型颅咽管瘤"的错误观点及存在难以对肿瘤进行分型的情况（视交叉前后、漏斗前后等分型），或者无法反映临床症状与表现（按推挤三脑室底的程度分型）。③颅咽管瘤的分型必须符合胚胎学的观点，有利于起源的判定，解释肿瘤不同生长方式的原因，且有利于诊治和对疾病治疗难度及预后的评价。综合上述情况只有Q、S、T分型完全符合外科疾病分型的要求，这是目前逐渐为国际接受，并有广泛应用前景的颅咽管瘤外科分型。④以全切除为目的的外科治疗，应为颅咽管瘤治疗的第一原则。即使复发，患者也应积极追求全切除，只有这样患者才有可能达到治愈并无瘤长期生存的目标。放化疗虽可延缓复发，但同时会导致内分泌功能进一步损伤和再手术的困难，因此在颅咽管瘤的治疗中要十分谨慎，尽量避免这种治疗手段。⑤颅咽管瘤外科根治困难、围手术期的高风险及长期内分泌维持及垂体功能重建的高水平工作，决定了颅咽管瘤患者应该在大型的富有经验团队的神经外科中心进行治疗。⑥外科治疗的方法除了积极的全切除，尽可能完整的对肿瘤作整块切除也是非常重要的。周边结构的保护、术中风险的控制及术者充沛的体力，均是选择颅咽管瘤外科治疗方法应该遵循的原则。开颅手术拥有更广泛的适应证，并且是其他手术方法的挽救措施，是任何单位和个人必须掌握并赖以依靠的"母"技术。扩大经蝶手术符合颅咽管瘤由下向上生长的特点，手术更加容易成功且有更短的康复期和住院期，故该入路也是颅咽管瘤的重要外科治疗方法。选择符合个体差异的手术入路，并且方便切换是颅咽管瘤手术安全与成功的最大保障。⑦由于颅咽管瘤的手术困难、医生学习曲线长、患者的生活质量有待提高，颅咽管瘤未来的研究总方向必定是以降低手术难度和改善内分泌状况为目标。⑧下丘脑组织结构的辨认与保护能够促进颅咽管瘤全切除后的功能重建，改善生存质量。我们研究的结果显示颅咽管瘤在我单位已是可以治愈的疾病，大部分患者可以有尊严的生活和保持好的生存状态。尽管只有小部分患者可以保持完整的内分泌功能，但为我们进一步提高颅咽管瘤的诊治水平彰显出美好前景。

目 录
Contents

颅咽管瘤的定义及其名称的修正

1. 大部分医生采取保守的治疗方法

世界卫生组织（WHO）将颅咽管瘤定义为：来源于 Rathke's 囊上皮的鞍区上皮性良性肿瘤。由于手术切除可能损伤周边的重要结构，因此颅咽管瘤被认为是呈恶性结局的良性肿瘤。对其治疗的原则与策略存在巨大的分歧，积极的人认为唯有手术全切除才能达到真正治愈，保守的人认为凡是与下丘脑重要结构关系密切者，均应采用放疗、囊液抽吸内照射或化疗等保守治疗方法。实际上，在大部分国家颅咽管瘤仍是"颅内唯一不能治愈的良性肿瘤"，这也令神经外科医生非常尴尬。导致这一结果的原因首先是 WHO 关于颅咽管瘤的定义不够完整，对颅咽管瘤的起源、周边重要结构的真正关系不清晰甚至错误，而错误的观点会令人误以为积极的全切除必将导致下丘脑等重要结构的损伤与破坏，因此大部分医生采取保守的治疗方法就不奇怪了。

2. 采用经神经组织间手术入路切除肿瘤，故不可避免地会加重下丘脑等重要神经组织结构的损伤

在目前较常使用的一些颅咽管瘤的分型方法，除按病理类型分成鳞状细胞型和造釉细胞型两大类外，以影像解剖部位或重要结构相对毗邻关系而进行的分型方法为主。大部分文献描述颅咽管瘤起源于三脑室、下丘脑及下丘脑结节漏斗部，这些观点和描述方式必然导致许多人误认为颅咽管瘤起源于神经组织，且位于神经结构中，肿瘤会侵袭破坏神经组织。因此，采用经神经组织间手术入路切除肿瘤，不可避免地会加重下丘脑等重要神经组织结构的损伤。颅咽管瘤起源于神经组织外的 Rathke's 囊残存细胞，对于这种起源于神经组织以外的肿瘤，采用经胼胝体入路、经侧脑室室间孔入路等，显然存在原则性的不当。

3. 经化生而来的肿瘤从起源和发生来说只可能是神经系统外肿瘤

Rathke's 囊来源于原始口凹，由口咽部至三脑室底部延伸，部分将发育成垂体，与神经管分属不同胚胎组织，其在胚胎发育过程中约 7 周后才与神经管相毗邻，而此时因为软膜在 4 周即已发育完整可见（图 1），所以 Rathke's 囊的残存细胞只能存在神经系统软膜外（图 2），因此经化生而来的肿瘤从起源和发生来说只可能是神经系统外肿瘤。理解这一点非常重要，以往文献中

出现的不当和错误的观点，均是由于对这一关键问题的认识不足而引起的。为此，我们建议将世界卫生组织关于颅咽管瘤的定义修改为："颅咽管瘤是起源于神经组织软膜外的 Rathke's 囊的残存组织或化生而来的良性上皮性肿瘤"。

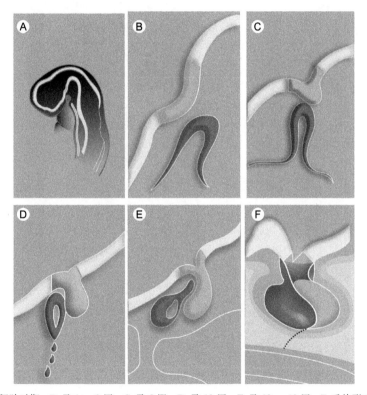

A. 原始胚胎时期；B. 孕 1 ～ 3 周；C. 孕 5 周；D. 孕 12 周；E. 孕 12 ～ 13 周；F. 垂体形成，黄色为漏斗（神经垂体），红色为拉克氏囊（腺垂体）。

图 1　神经系统发育模式（彩图见彩插 1）

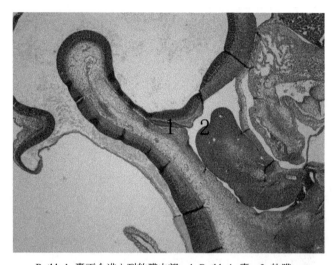

Rathke's 囊不会进入到软膜内部。1. Rathke's 囊；2. 软膜。

图 2　胚胎发育 7 周 Rathke's 囊与软膜的关系（彩图见彩插 2）

（漆松涛　汪潮湖　整理）

颅咽管瘤的临床与基础研究

颅咽管瘤手术极具挑战性，内分泌功能重建是颅咽管瘤临床中的主要问题，因此颅咽管瘤的临床与基础研究应该是在保证全切除的前提下，以降低手术难度提高生存质量为目的。

4. 颅咽管瘤的形态及病理研究

颅咽管瘤是常见的非神经上皮来源的鞍区肿瘤。2016 版《WHO 中枢神经系统肿瘤分类》将其分为成釉上皮型颅咽管瘤（adamantinomatous craniopharyngioma，ACP）和鳞状乳头型颅咽管瘤（papillary craniopharyngioma，PCP）。二者在形态及病理上有较大的差异。成釉上皮型颅咽管瘤大体上以囊实性病变为主，囊液大多为黄褐色机油样，囊壁表面可见沙砾状或点片状钙化，部分肿瘤实质内可见巨大块状钙化；鳞状乳头型颅咽管瘤大体上实性居多，且几乎均为成人患者，少部分为囊性病变，在 MRI 上表现为囊上一小结节，囊液大多淡黄色较清亮，而肿瘤实质内无钙化。

病理上，成釉上皮型颅咽管瘤典型的特征包括栅栏样细胞围绕形成的分叶状结构，内部可见星网状细胞、涡轮状细胞、湿性角化物及不同程度的囊腔和钙化（图3），部分区域可见胆固醇结晶及大量炎症细胞浸润。鳞状乳头型颅咽管瘤病理特征相对单一，主要表现为复层鳞状上皮形成的假乳头样结构，中间为纤维血管芯，有一些间质血管及炎症细胞浸润，在纤维血管芯外的一层细胞称为基底细胞（图4）。鳞状乳头型颅咽管瘤需要与Rathke's囊肿伴鳞状上皮化生鉴别，目前已经明确，二者是两种不同疾病，而非同一疾病两个不同的发展阶段。

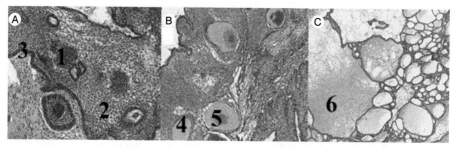

1. 涡轮状细胞；2. 星网状细胞；3. 栅栏样细胞；4. 湿性角化物（鬼影细胞）；5. 钙化；6. 囊变。

图3 成釉上皮型颅咽管瘤病理特点 A～C 造釉型颅咽管瘤（彩图见彩插3）

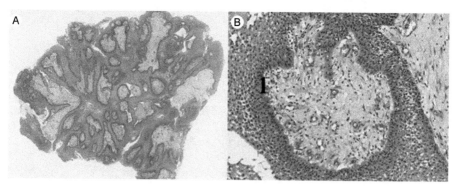

1. 基底细胞。

图4 鳞状乳头型颅咽管瘤病理特点（彩图见彩插4）

5. 颅咽管瘤与下丘脑间的病理组织学关系

颅咽管瘤与下丘脑 – 垂体柄 – 垂体有着千丝万缕的联系。首先应该认识到颅咽管瘤是口凹上皮来源的肿瘤，而非神经上皮肿瘤，换句话说，颅咽管瘤是软膜外的肿瘤。

起源于垂体远侧部，近结节部顶端的肿瘤（Q、S、T 分型中的 T 型肿瘤），主要累及下丘脑。根据其的起源部位，肿瘤和下丘脑之间主要有两种病理形态：①在肿瘤起源点处，肿瘤和三脑室底神经组织之间原本存在的软膜，可以被肿瘤突破，HE 染色下肿瘤呈指状突起深入三脑室底内，肿瘤和三脑室底神经层之间往往有一胶质增生带阻隔，我们称这种指状突起为卯榫样结构；②在肿瘤非起源点处，肿瘤壁与三脑室底神经层之间有软膜存在，二者之间边界清楚，分离容易，HE 染色下可见肿瘤和三脑室底伴行，没有发生相互累及的情况，我们称为沼泽样结构，部分病例可见肿瘤和三脑室底神经组织之间存在一裂隙，我们称为护城河样结构。

6. 关于颅咽管瘤分子水平的研究意义

近年来，通过基因敲除小鼠及其他分子生物学手段，对两种类型颅咽管瘤的主要基因事件基本明确。成釉上皮型颅咽管瘤发病机制主要是 Rathke's 囊前体细胞 *CTNNB1* 基因 exon3 发生突变，导致 β-catenin 无法被降解从而入核持续激活经典 wnt 通路，最终导致肿瘤发生。而通过对鳞状乳头型颅咽管瘤进行全外显子测序发现，超过90%的肿瘤均存在 *BRAF V600E* 突变，通过持续激活MAPK通路从而导致肿瘤发生。国内外已经有应用在鳞状乳头型颅咽管瘤上针对 *BRAF V600E* 的靶向治疗的报道，此方法取得了一定的效果。

（1）颅咽管瘤细胞永生化的建立及意义

鉴于颅咽管瘤良性肿瘤的原代细胞培养困难、细胞增殖缓慢、传代时间长的特点，是无法满足基础研究需要的。因此，建立稳定、表型一致、永生化的颅咽管瘤细胞系具有重大意义。

目前，国际上尚未有永生化人颅咽管瘤细胞系报道。南方医院神经外科在几代人几十年的摸索中，通过改良原代细胞培养方法、寻找合适的永生化载体和基因，已经成功培养出永生化人成釉上皮型颅咽管瘤细胞株和人鳞状乳头型颅咽管瘤细胞株。对推动颅咽管瘤基础研究，特别是肿瘤发生发展及药物靶向治疗方面，具有重大的意义。

（2）决定成釉上皮型颅咽管瘤的生长关键细胞——干细胞样细胞

在成釉上皮型颅咽管瘤内，有一群特殊的细胞，称涡轮状细胞或指轮状细胞，β-catenin核转移的现象主要出现在这群细胞中。它们往往位于肿瘤与下丘脑接触的前缘，被认为是肿瘤的生发中心。文献报道这类细胞具有干细胞的表型，如CD44和CD133阳性表达。我们通过以CD44为标记物对成釉上皮型颅咽管瘤原代细胞进行免疫磁珠分选，对分选出的肿瘤干细胞样细胞进行功能试验，发现这类细胞具有多向分化潜能，可以在不同条件下向成骨分化和成脂分化。同时，将原代细胞和肿瘤干细胞样细胞注入小鼠皮层下，可见肿瘤干细胞样细胞在小鼠颅内形成新的肿瘤，而原代细胞则不能形成肿瘤，说明肿瘤干细胞在肿瘤的发生发展中具有重要的意义。

（3）颅咽管瘤的基础与临床转化研究

任何基础研究最终目的都要转化到临床应用上。目前已经明确，两种类型的颅咽管瘤均存在关键的基因突变，针对这些基因突变的靶向治疗将成为以后临床转化的重点。已经开始有针对 *BRAF V600E* 的靶向治疗在鳞状乳头型颅咽管瘤上的尝试，并取得了不错的效果。目前尚无针对 wnt 通路的靶向治疗在成釉上皮型颅咽管瘤中的报道。

另外，肿瘤干细胞样细胞被认为是肿瘤发生发展的中心，且是颅咽管瘤内炎症因子来源的核心。颅咽管瘤内的炎症是导致患者垂体功能低下、肿瘤粘连的关键因素，因此抑制肿瘤干细胞样细胞有助于降低围手术期手术难度，提高患者术后内分泌水平。

（漆松涛　刘忆　冯展鹏　整理）

颅咽管瘤的起源及分型

7. 鞍区膜性结构及对颅咽管瘤生长方式的影响

Rathke's 囊来源于原始口凹，由口咽部至三脑室底部延伸，部分将发育成腺垂体，与神经管分属不同胚胎组织。其在胚胎发育过程中约 7 周后才与神经管相毗邻，而软膜在 4 周即已发育完整可见。故 Rathke's 囊的残存细胞只能存在于神经系统软膜外，由此化生而来的肿瘤从起源和发生来说只可能为神经系统软膜外肿瘤。理解这一点非常重要，在以往的文献和观点中存在的错误或不当，均因对这一关键问题的认识不足而引起。为此，我们建议将世界卫生组织的关于颅咽管瘤的定义修改为："颅咽管瘤是起源于神经组织软膜外的 Rathke's 囊的残存组织或化生而来的良性上皮性肿瘤"。

从起源观点来看，颅咽管瘤至少与三脑室底有一层软膜相隔，随起源位置的不同，有时候会有鞍隔和外层蛛网膜、垂体柄袖套、内层蛛网膜及软膜与三脑室底相隔。因此，完全意义上的三脑室内型颅咽管瘤和结节漏斗部颅咽管瘤是不存在的（图 5）。

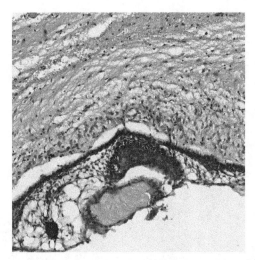

图 5　肿瘤与三脑室底壁关系，肿瘤位于软膜外（彩图见彩插 5）

同一起源的颅咽管瘤也会有不同的生长方式，与起源周边的膜性结构如鞍隔孔大小与位置、垂体柄袖套的完整性、蛛网膜结构等的形态相关。因此，同一起源的部位肿瘤形态可能会不同（图 6）。

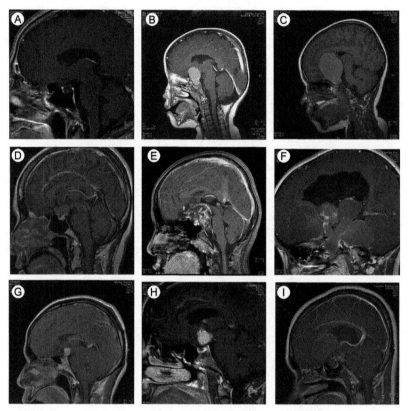

A～C. Q 型颅咽管瘤；D～F. S 型颅咽管瘤；G～I. T 型颅咽管瘤。

图 6 同一起源的肿瘤形态可能会不同

8. 关于颅咽管瘤与垂体柄的关系的观点

与垂体柄长轴方向一致的 Rathke's 囊与之成密切的毗邻关系，这注定颅咽管瘤特别是鞍上区生长的颅咽管瘤，必定与垂体柄发生错综复杂的毗邻关系。是侵袭破坏还是在其实质内生长，在以往的文献中均少有涉及或语言不详。错误的描述成为必然。因此，以往的文献对垂体柄的描述是不当的。

　　垂体柄及结节漏斗部均属于神经组织结构与三脑室、下丘脑的延续，主要为下丘脑室上核、室旁核的大细胞神经元的轴突纤维构成，其上覆盖有完整软膜。其鞍上部分隔着软膜与垂体的远侧部相毗邻，鞍上区颅咽管瘤是由此部分可能存在的 Rathke's 囊的残存细胞发生而来，而不是起源于结节漏斗部。颅内段垂体柄除本身覆盖有完整的软膜外，还因外层蛛网膜的向内返折形成由外向内方向行走的袖套（图7）。

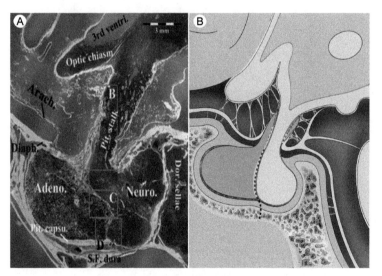

图A与图B：蓝色；硬膜；绿色；蛛网膜；黄色；软膜；紫色；室管膜。

图7　垂体柄及结节漏斗部天狼星红染色（彩图见彩插6）

　　根据蛛网膜袖套的覆盖鞍上区垂体柄可以分成袖套外段、袖套间段和袖套内段三段，因袖套结束后仍有内层蛛网膜束带的附着段，又称之为疏松部垂体柄。因为蛛网膜外间隙是一潜在间隙，因此在影像上可以看成袖套间和袖套内两段。

而以横断面看（图8），实际上垂体柄为完整包裹在软膜下的神经纤维，由于个体差异，不同的蛛网膜袖套其薄厚及疏密不同，矢状长轴方向可以明确区分袖套的长短亦不同，即袖套间和袖套内段的长短个体间是有差异的。

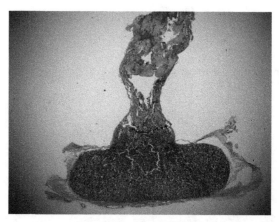

图8　垂体柄冠状位（彩图见彩插7）

有些个体袖套近全程严密包裹垂体柄，甚至达结节漏斗部，有的仅由外层蛛网膜反拆形成窄的环状袖套，在垂体柄中、下份即终止。但无论如何，袖套内段均存在丝、索、带、膜不同形状的内层蛛网膜与下丘脑底部相连。Rathke's囊的残存细胞存在于垂体柄及其相连的结节漏斗部软膜外、蛛网膜间。由于从微观结构看蛛网膜较软膜明显厚实，故当肿瘤生长时，受到蛛网膜袖套的约束，肿瘤可以向着突破软膜而与软膜下的神经组织接触。但不能错误地认为肿瘤起源于神经组织结构内，如结节漏斗型、三脑室内型等错误定义，通常会造成误导。从垂体柄及垂体柄袖套来看，除起源部位外，肿瘤在袖套间扩张生长。当蛛网膜薄弱或疏松时，肿瘤以突入蛛网膜腔内生长为主。因此，仅有起源点附近软膜被突破或消失，肿瘤与垂体柄神经组织发生接触并产生胶质增生，而毗邻附近向远处逐渐过渡到软膜完整可见，对大部分肿瘤而言，仅为穿垂体柄袖套生长。

因此，所有颅咽管瘤患者均应发现垂体柄，只是为了肿瘤全切除，部分患者的垂体柄会被切除。鞍上起源的颅咽管瘤必须根据肿瘤的确切起源部位判断肿瘤与垂体柄的关系，并采取不同的处理措施。

从横断面上看肿瘤与垂体柄的关系：①软膜完整或可辨，肿瘤位于神经组织软膜外，可以保留垂体柄基本完整（图9）②软膜中断，连续性不完整，肿瘤与垂体柄组织接触面较广，少量神

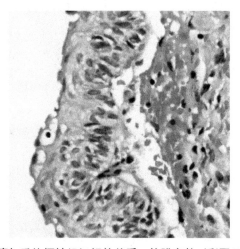

图9 肿瘤与垂体柄神经组织的关系，软膜完整（彩图见彩插8）

经纤维的保留难以维护功能，难以保留。③软膜消失，肿瘤与垂体柄神经组织接触，明显的胶质增生垂体柄结构难辨，不能保留垂体柄，必须以根治切除肿瘤为首要目标。

从矢状位上看（图10）：肿瘤起源于软膜外，蛛网膜下穿袖套生长，由于袖套的薄厚及个体完整性的差异，肿瘤既可以突破软膜与垂体柄神经组织发生接触并产生胶质增生反应，也可从蛛网膜袖套的薄弱之处突入蛛网膜腔内生长（图11）。

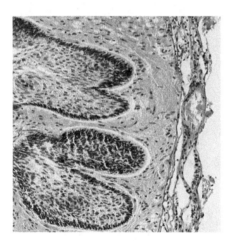 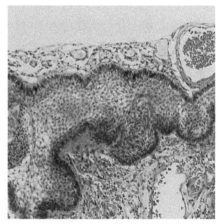

图10　肿瘤与垂体柄神经组织的关系，
突破软膜（彩图见彩插9）　　图11　肿瘤与蛛网膜袖套的关系，突入
蛛网膜腔（彩图见彩插10）

9. 关于颅咽管瘤与三脑室及三脑室底的关系

颅咽管瘤会累及下丘脑，甚至有人认为肿瘤起源于下丘脑组织，这是颅咽管瘤治疗困难甚至不能治愈的根本原因。根据三脑室底的变形、推挤程度可将颅咽管瘤累及下丘脑的程度进行分

级，累及程度越大效果越差。有文献中主流的观点认为凡累及三脑室底、下丘脑严重者，不应采取全切除等激进治疗，而建议采用保护放疗、囊液抽吸、囊内照射、化疗、免疫治疗。鞍区的空间狭小，虽然颅咽管瘤鞍上、下均可起源生长，但是颅咽管瘤与三脑室底及下丘脑毗邻甚至推挤、突入，并占据三脑室空间者高达 67%，实际上，这也是目前导致颅咽管瘤大部分仍不能治愈的原因。

综上所述，理清颅咽管瘤与三脑室底及下丘脑的关系是十分重要的。根据胚胎学观点，以及颅咽管瘤起源的 Rathke's 囊与神经系统和软膜的发育的时间顺序，颅咽管瘤属神经组织软膜外起源的肿瘤，只是由于毗邻及软膜相对于蛛网膜薄弱，生长过程中部分肿瘤可以突破软膜的阻挡，而进入神经组织内生长，这种突入是机械因素，而非组织细胞起源和生物学行为。如该病例 MRI（图 12）显示，即便是典型的符合以往"三脑室内型""严格意义三脑室内型""纯粹三脑室内型"的颅咽管瘤，其肿瘤始终在三脑室室管膜外（图 13）。

就三脑室和三脑室底而言，肿瘤多是以推挤的关系为主。Q 型鞍隔下起源的肿瘤，无论多大其与三脑室底均有鞍隔外层蛛网膜、内层蛛网膜及软膜相隔；而 S 型起源于垂体柄袖套间段的颅咽管瘤，与三脑室底间有内层蛛网膜和软膜相隔（图 14）。T 型颅咽管瘤比较复杂，与三脑室底有时候存在卵楔样结构，但是与下丘脑之间至少会存在一层室管膜（图 15）。

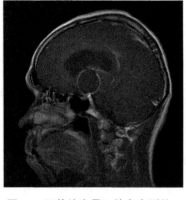

图 12 既往认为是三脑室内型的 T 型颅咽管瘤

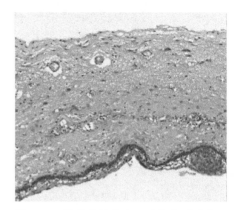

图 13 既往认为的完全三脑室内型肿瘤，位于三脑室室管膜外（彩图见彩插 11）

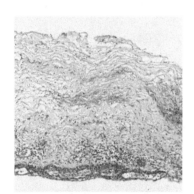

图 14 S 型肿瘤与三脑室底关系，中间存在内层蛛网膜、软膜相隔（非起源点）（彩图见彩插 12）

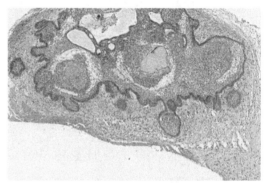

图 15 T 型颅咽管瘤与三脑室底的关系（起源点）（彩图见彩插 13）

如前所述，T 型颅咽管瘤是指起源于垂体远侧结节部的 Rathke's 囊的残存上皮肿瘤，其起源位置隔软膜而与结节漏斗部（属神经组织）毗邻，即便由于个体变异而使肿瘤的起源更高，但仍有内层蛛网膜或垂体柄袖套膜的上缘约束。而肿瘤与三脑室底神经组织仅有软膜相连，因此肿瘤可能由于蛛网膜的强大，而以突入软膜并连同软膜一块向上卷入三脑室底内，并且以向三脑室方向生长为主。也可能由于袖套短，而内层蛛网膜又稀疏薄弱，肿瘤以突入到蛛网膜腔内生长为主。因此，T 型颅咽管瘤的生长方式多样，可以沿垂体柄蛛网膜穿袖套直达鞍隔孔，甚至向鞍内生长。除起源外，因为 T 型颅咽管瘤的生长方式受周边膜性结构的影响更为明显，因此即便起源点均为远侧部，实际上不同生长方式的 T 型颅咽管瘤，预示着其不同但有规律的周边膜性结构关系。

颅咽管瘤与三脑室、三脑室底、结节漏斗部的关系可以归结如下：颅咽管瘤属于神经组织外起源肿瘤，而三脑室、三脑室底及结节漏斗部均为神经组织，不可能是颅咽管瘤的起源部位。颅咽管瘤只起源于神经系统软膜外，肿瘤不可能位于三脑室内和结节漏斗部。当肿瘤较大时可能突破部分软膜，侵入三脑室底内生长并占据三脑室空间，但肿瘤仍被完整三脑室内膜所覆盖，肿瘤完全位于三脑室外。肿瘤只是突破软膜并对三脑室底产生推挤和对三脑室空间的占据。明确肿瘤是神经系统外肿瘤，这对颅咽管瘤外科治疗策略和手术入路的选择均有十分重要的意义。而结节漏斗部属下丘脑神经组织结构的一部分，当肿瘤较大时移位并变形，在影像上难以辨认，但大量结构仍存在，只是以薄片状形态多位于肿瘤后下方而已，在手术中应进行辨认并保留。

10. 关于颅咽管瘤与周边其他组织结构的关系

颅咽管瘤的位置特殊，毗邻重要结构，手术全切除治疗困难，故被认为是颅内良性肿瘤而呈恶性结果的原因。众所周知，颅咽管瘤起源于 Rathke's 囊的残存细胞，故而发生于颅咽管到三脑室底与垂体柄毗邻且平行的沿线上，与垂体、垂体柄、视神经、视交叉、三脑室底、下丘脑结节漏斗部关系密切。在以往的文献中，经常以粘连、侵袭、浸润、破坏等描述颅咽管瘤与下丘脑神经组织间的关系。排除放化疗和再次手术的患者，仅就原发颅咽管瘤患者而言，鞍内起源的颅咽管瘤与神经垂体间隔有多层膜性结构，但与腺垂体有直接接触；鞍上起源的肿瘤包括"S"型和"T"型肿瘤，与神经组织即垂体柄、结节漏斗部及三脑室底均有软膜相隔，而与其他神经血管间，至少还有一至多层内层蛛网膜形成的间隔，因而只会是毗邻关系。分述如下。

Q 型颅咽管瘤与腺垂体的关系。颅咽管瘤起源的 Rathke's 囊也是腺垂体的胚胎学起源，故颅咽管瘤与腺垂体间无膜性结构间隔，肿瘤细胞与腺垂体细胞直接毗邻接触，在病理上除可见到有多寡不一的炎性细胞浸润外，特征性的是肿瘤细胞与腺垂体细胞间边界光滑呈基本平行的接触方式（图 16），为肿瘤的切除同时保留部分腺垂体带来可能。

Q 型颅咽管瘤与神经垂体的关系。Rathke's 囊与神经管分属不同胚胎组织，鞍区颅咽管瘤起源于鞍底残迹至中间沿线上的中间叶（图 17）。

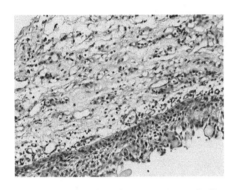

图 16　Q 型肿瘤与腺垂体关系，平行推挤（彩图见彩插 14）

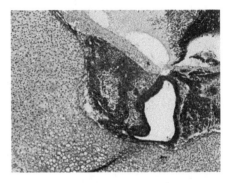

图 17　9～10 周胎儿垂体可见鞍底残迹于垂体中间叶（彩图见彩插 15）

　　由于软膜出现在 Rathke's 囊与神经管接触前，故颅咽管瘤与神经垂体间存在软膜的阻隔。当肿瘤极度长大，部分软膜破损，肿瘤细胞与神经垂体细胞直接接触，在造釉型颅咽管瘤病理片上可以明显看到，但个体间有差异的胶质增生带。在胶质增生带内形成指样突起，复杂时类似于卵榫样结构，此种病理现象的存在，应给予特别的重视，为保证肿瘤全切除，难免需要部分切除神经垂体，但绝大部分肿瘤与神经垂体间仍存在着完整的软膜，因此神经垂体的部分保留存在可能（图 18）。

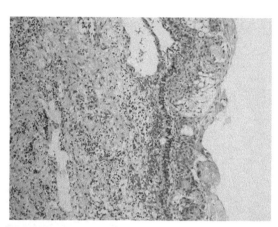

图 18　肿瘤与神经垂体关系，神经垂体部分仍保留软膜（彩图见彩插 16）

　　Q 型肿瘤与硬膜囊和鞍隔的关系。除起源于鞍底残迹及近鞍隔孔处中间叶的颅咽管瘤可以直接毗邻硬膜外，大多中间叶中缘起源的肿瘤，与硬膜间均存在垂体囊的间隔。因此，若能完整地将垂体囊膜剥离，可以保障真正的 Q 型肿瘤全切除。但由于肿瘤的极度生长，以及炎症导致的粘连和垂体囊与硬膜间存在间充质来源的纤维束带样组织（图 19），这种分离需要锐性剪切，否则会导致海绵窦的破裂出血；而锐性剪切可能会丢失边界，有可能残留肿瘤。因此，以钝性的分离为主，结合囊外束带的剪切，可以减少残存肿瘤细胞的可能。完整切除肿瘤后，鞍内结构仍完整、膜性结构清晰（图 20），肿瘤得到完整切除（图 21）。多数肿瘤与鞍隔部分的边界是清晰存在的且可以作为边界分离的间隙。通常在鞍隔处切除全部鞍隔，这样有利于简化、加快手术。但在鞍结节切除处及两侧方分层切开硬膜，寻找垂体囊膜的边界，将鞍内容物完整切除，更有利于减少 Q 型肿瘤的术后复发，并且保留神经垂体、垂体柄、三脑室底等重要结构。

神经垂体光滑，膜性结构完整。

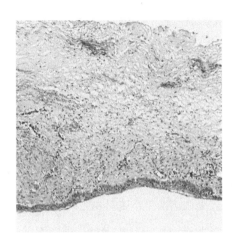

图 19　Q 型肿瘤与鞍隔关系，粘连紧密，平行推挤（彩图见彩插 17）

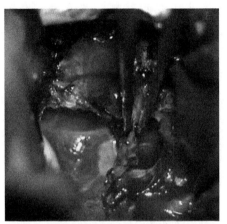

图 20　Q 型肿瘤寻找垂体囊膜的边界，将鞍内容物完整切除后保留神经垂体、垂体柄、三脑室底等结构（彩图见彩插 18）

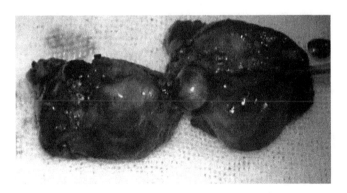

图 21　肿瘤得到完整整块全切除（彩图见彩插 19）

Q 型颅咽管瘤无论经蝶、经颅手术，鞍内部分的残留和复发均是值得重视的问题。复发后由于周边膜性结构先期的破坏，肿瘤受炎症的影响，容易与周边的神经、血管结构发生真正的粘连和直接的接触，给安全全切除带来困难。2006 年后，我们的做法是给每一例患者均进行鞍隔的有效重建，且一旦发现复发，尽早手术，这样对于以前经颅手术再次复发和经蝶入路手术的患者，也更易于达到肿瘤全切除的目的。大型 Q 型颅咽管瘤经蝶手术鞍底的重建实属不易，要做到鞍隔重建更为困难，是一棘手的问题，值得研究与改进。

S 型颅咽管瘤与垂体柄的关系。由于此型肿瘤以起源于袖套间段垂体柄交界为主。受到袖套蛛网膜的限制，随着肿瘤的长大与垂体柄不断地受到挤压，软膜可能消失，肿瘤与垂体柄神经纤维直接接触，从而导致小胶质细胞增生，其程度随起源点的距离而有所区别，从软膜完全消失到软膜残存不完整而过渡到完整的软膜，垂体柄既可全程受累，亦可局部点片状损伤，要确保肿瘤全切除，又尽可能地保留部分垂体柄。

由于个体间蛛网膜袖套有较大的差别，并有出现薄弱或短缺的可能。肿瘤以突入蛛网膜腔生长为主，但由于鞍区广泛存在的内层蛛网膜，肿瘤虽可与鞍区的神经血管发生推挤、夹持、嵌顿等多种形式的关系，但与这些结构间存在不同形式的蛛网膜结构间隔，如与颈内动脉间一定会存在颈内动脉内侧膜（图 22），与基底动脉和动眼神经间一定会存在 Liliequist 间脑膜和动眼神经池膜相隔，为肿瘤的安全切除带来解剖界面，完整切除肿瘤后可见周边膜性结构（图23）。

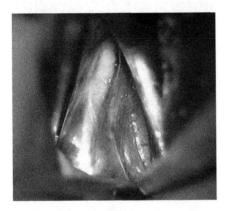 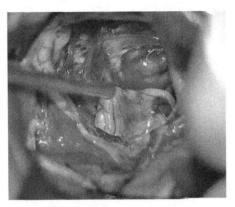

图22　肿瘤与颈内动脉之间有颈内动脉侧膜相隔（彩图见彩插20）　　图23　完整切除肿瘤后，鞍区的膜性结构保留（彩图见彩插21）

　　T型颅咽管瘤。由于肿瘤起源于垂体远侧部的Rathke's囊残存上皮细胞，随着生长，除部分与S型肿瘤相似会突入蛛网膜腔池外，同时也与周边结构如三脑室底、结节漏斗部的关系复杂有关。T型肿瘤起源于毗邻下丘脑结节漏斗部的软膜外，由于袖套蛛网膜的内层蛛网膜的限制，肿瘤可突破结节漏斗部三脑室底软膜，与三脑室底内神经组织接触。由于三脑室的可延塑性，在影像空间上肿瘤可占据部分甚至全部三脑室空间，但肿瘤仍旧全部在三脑室内膜以外（图24）。肿瘤亦可向脚间窝方向膨隆，甚至填塞整个脚间窝，影像上向三脑室底下、脚间窝方向膨隆（图25），但肿瘤底面仍有由Lilliequist膜的间脑叶、中脑叶、内层蛛网膜与脚间池内神经血管结构相隔。

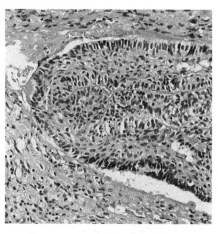

图 24　肿瘤与三脑室关系，肿瘤位于软膜外（彩图见彩插 22）

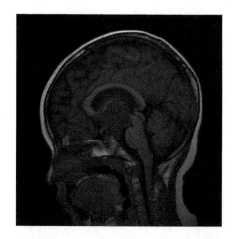

图 25　往脚尖窝方向生长的颅咽管瘤 MRI 矢状位

我们近 600 例的病例研究显示，T 型颅咽管瘤是以机械物理的方式突破软膜，软膜仅在肿瘤起源部位完全消失，而大部分肿瘤蒂部仍有软膜的存在，并卷入三脑室方向生长。在组织切片上显示，肿瘤在神经组织内会形成程度不同但完整的胶质增生带，即便肿瘤组织在神经组织内侧或复杂的卯榫样结构，仍可见完整且适形的胶质增生带间隔于肿瘤及神经元细胞间，为肿瘤切除并保护周边重要的神经元带来可能。图中显示了不同胶质增生带及肿瘤、三脑室底内组织之间的三种关系（图 26）。

对 T 型颅咽管瘤认识不足是导致颅咽管瘤认识混乱，分型错误，以致手术入路选择困难，最终手术死亡率、致残率高的原因。这也是临床实际情况中保守治疗，如次全切除放疗、囊液抽吸、Ommaya 囊置放、囊内照射、化疗、免疫治疗等治疗方法，来治疗颅咽管瘤这一良性肿瘤的原因。

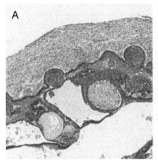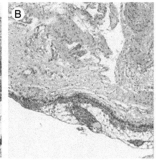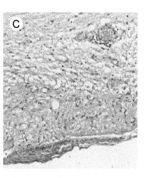

A. 卯榫样（mortise）；B. 澡泽样（marsh）；C. 河滩样（moat）。

图 26　肿瘤与三脑室底内组织的三种关系（彩图见彩插 23）

三脑室前部颅咽管瘤、三脑室内型颅咽管瘤、结节漏斗型肿瘤、三脑室破坏型肿瘤等表述，不但会使人们对颅咽管瘤起源于神经系统组织外产生误解，而且导致手术中不可避免地破坏下丘脑重要神经结构。激进的全切除，必定伴随着严重的神经内分泌功能障碍的错误认识。一些重要文献和我们的临床结果明显不符，南方医院神经外科近四年来，以全切除为目的的颅咽管瘤的病例中，连续治疗 T 型颅咽管瘤超过 100 例，无死亡及重残病例。

本节的核心观点是从胚胎起源和发育过程，结合病理组织学证明颅咽管瘤属神经系统软膜外起源的良性肿瘤。即便小部分累及神经组织，但是有明显的胶质增生带的存在，使安全的全切除肿瘤成为可能。

所有分型颅咽管瘤的方法及点评见表 1。

表 1　所有分型颅咽管瘤的方法及点评

作者	年份	分型依据	分型方式	评价
Rougerie	1962	肿瘤位置	鞍内型 鞍内鞍上 – 视交叉前型 鞍上 – 视交叉后型 巨大及非典型型	巨大及非典型型属于不能分型的肿瘤，而局限在视交叉前或视交叉后的类型非常少，所以在这种分型系统中，大多数颅咽管瘤都难以分型
Ciric	1980	与脑膜的关系	蛛网膜外型 软膜下型 脑室内型 软膜外蛛网膜下型 蛛网膜内外型	软膜下型、脑室内型违背胚胎发育学原理，颅咽管瘤不能生长在软膜下和脑室内
Yasargil	1990	与鞍隔的关系	完全鞍内 – 鞍隔下型 鞍内鞍上 / 鞍隔上下型 鞍上 – 视交叉腹侧 – 脑室外型 脑室内外型 脑室旁型 单纯脑室内型	单纯脑室内型不符合胚胎学观点，会造成肿瘤是起源于神经组织的误解，误导术者采用不当的手术入路
Fukusima	1990	肿瘤位置与外形	鞍内型 结节漏斗型 哑铃型 脑室内型	脑室内型和结节漏斗型会造成肿瘤是起源于神经组织的误解
Hoffman	1994	与视交叉的关系	鞍内型 视交叉前型 视交叉后型 巨大型	许多肿瘤既累及视交叉前，亦累及视交叉后，且"巨大型"太过于笼统，如沿垂体柄纵轴生长的巨大型肿瘤与呈横向生长累及多个脑池的肿瘤预后不同、手术策略各异

续表

作者	年份	分型依据	分型方式	评价
Samii	1995	肿瘤大小及垂体柄长轴的累及	肿瘤局限与鞍内或隔下 肿瘤占据脑池，有或没有累及鞍内 肿瘤累及第三脑室下半部分 肿瘤累及第三脑室上半部分 肿瘤累及胼胝体或侧脑室	根据肿瘤纵轴的累及范围并不能解释肿瘤的生长方式，另外，累及范围相同的肿瘤其起源位置可能不同，对手术指导的意义有限
Pascual	2004	肿瘤与三脑室底的关系	原发脑室内肿瘤 假性脑室内肿瘤 继发性脑室内肿瘤	对于肿瘤与三脑室底的关系阐述的不够清晰，其分型方法中也存在"原发于三脑室内肿瘤"等错误分型
Kassam	2008	肿瘤与垂体柄的关系	漏斗前型 穿漏斗型 漏斗后型 完全位于三脑室内或经蝶入路无法暴露的类型	颅咽管瘤起源于脑膜外，而漏斗是下丘脑神经组织，以此相对关系进行分型有失偏颇，会误导颅咽管瘤是起源于神经组织的观点
Muller HL KC Wang	2011 2013	肿瘤累及下丘脑的程度	0级：下丘脑无受累 1级：下丘脑轻度受累 2级：下丘脑严重受累	肿瘤累及下丘脑的程度单纯依据影像学表现是不可取的，机械压迫不一定是影响下丘脑功能的主要因素，还应结合膜性概念
Sterkenbury	2015	与鞍区的关系	肿瘤位于鞍区内 肿瘤位于鞍区外 肿瘤累及鞍内及鞍外 其他	单纯依据肿瘤的位置，而不考虑其起源及生长方式是无法指导手术及围手术期治疗的

（漆松涛　陆云涛　潘军　整理）

颅咽管瘤的起源与 Q、S、T 分型方法及意义

11. 颅咽管瘤的起源

世界卫生组织对于颅咽管瘤的定义为：起源于 Rathke's 囊残存上皮或化生而来的上皮性颅内良性肿瘤。推论颅咽管瘤来源于 Rathke's 囊的残存上皮胚胎组织学的结论已有 150 年，而准确的描述至今恰好 120 年（Mott 和 Barratt.1899），基本形成定论的是另一位德国专家爱德亨，至今也已 115 年（Erdheim.1904）。Cushing 根据前人和自己的研究在 1932 年将颅咽管瘤的命名正式确定，并应用至今。如前所述颅咽管瘤的基础与临床中，涉及肿瘤外科分型的文章并不少，但这些分型并没有解剖学根据，甚至只是为了归纳、描述临床病例及其结果，不少重要的分类方法不但违背胚胎学观点，也使从事该领域的后来者难以真正掌握和了解颅咽管瘤的外科治疗规律和方法。

在以往的临床研究中少有、甚至是没有系统的描述颅咽管瘤的起源部位及与周边组织结构的关系。在我们以前的有关研究、相关文献和书中，以及本书的一些章节就颅咽管瘤的起源进行了系统、准确、完整的描述。颅咽管瘤是起源于神经系统及软膜外，Rathke's 囊残存上皮或上皮化生而来的良性肿瘤。这一概念的意义在于：颅咽管瘤是神经系统外肿瘤，其对神经组织的累及只可能是卷入、推挤。而神经组织及其功能的影响来自于占位效应和由于颅咽管瘤细胞所引起的炎症反应。并不存在像神经组织恶性肿瘤那样的细胞被浸润而导致的结构破坏。

12. 颅咽管瘤的 Q、S、T 分型方法及意义

由于 Rathke's 囊在胚胎发育过程中的变化，导致其与神经组织，主要是神经垂体、垂体柄、三脑室底的结节漏斗部成长轴的伴行关系。按鞍隔、垂体柄蛛网膜袖套将 Rathke's 囊与神经组织及周边的关系有效地划分成不同的段。因为在这不同的段中，起源的颅咽管瘤其生长的方式、手术的策略及入路的选择、方法乃至术前症状和手术的预后都有规律，Q、S、T 分型正是据此进行的分型。在以根治为目的的颅咽管瘤外科治疗中，这一分型的准确应用是提高颅咽管瘤的外科治愈率的基础。

Q、S、T 分型以肿瘤的起源为基础，结合周边膜性结构对肿瘤生长方式的影响。除外科应用的重要意义外，还避免了易于混淆的错误胚胎观点，对减少选择放、化疗治疗颅咽管瘤这样一

个良性肿瘤疾病也有重要意义。

Q、S、T 分型是根据肿瘤起源部位和与周边解剖结构的关系来进行分型的。垂体柄能够分成以下四段：袖套外、袖套间、袖套内疏松部及鞍隔下。因为袖套外段是一个潜在的间隙，所以根据颅咽管瘤起源于不同的垂体柄分段，可以将其分为三型，即：①鞍隔下蛛网膜外颅咽管瘤，属于 Q 型，可将其划分为起源于颅外的肿瘤，且其常位于隔下。垂体柄和肿瘤的整体形状在 MRI 上类似于字母"Q"，故归类为 Q 型；②起源于垂体柄蛛网膜袖套间段及袖套外的颅咽管瘤属于 S 型，此型肿瘤可以生长于单个或者多个蛛网膜腔内，以蛛网膜、软膜与三脑室底作为间隔，可将其划分为蛛网腔内的肿瘤。肿瘤起源于垂体柄蛛网膜袖套之下，有残存细胞，该型肿瘤开始主要生长于蛛网膜袖套之内。③起源于垂体柄袖套内段垂体远侧部顶端的 Rathke's 囊残存细胞颅咽管瘤属于 T 型，由于蛛网膜具有明显的个体差异性，故肿瘤可以向蛛网膜腔所在的方向生长，实际上主要向三脑室所在的方向生长，但是不存在起源于脑实质的三脑室内型。T 型颅咽管瘤垂体柄中下段多完整，当其穿垂体柄袖套生长时，垂体柄可呈喇叭样扩张。当 Liliequest 膜稀疏或者呈网状时，肿瘤可突入脚间池生长，但是在肿瘤下极和神经血管之间存在较为完整的基底蛛网膜形成的袖套膜及多量的内层蛛网膜。基于起源位置与蛛网膜周边结构的颅咽管瘤 Q、S、T 分型能将以往不能分型的巨大肿瘤进行精准分型（图 27）。

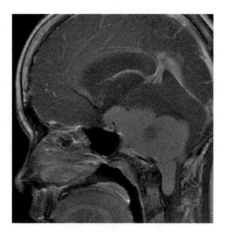

图 27　一例 S 型颅咽管瘤 MRI 矢状位增强片

保护下丘脑是颅咽管瘤手术治疗的重中之重，通过对颅咽管瘤进行 Q、S、T 分型可以快速分辨出肿瘤与下丘脑之间的关系。图 28 示：Q 型肿瘤与下丘脑之间存在 4 层结构（鞍隔、外层蛛网膜、内层蛛网膜、软膜），S 型肿瘤与下丘脑之间存在 2 ～ 3 层结构（内层蛛网膜、外层蛛网膜、软膜），T 型肿瘤与下丘脑之间仅有 1 ～ 2 层结构（软膜、内层蛛网膜）。

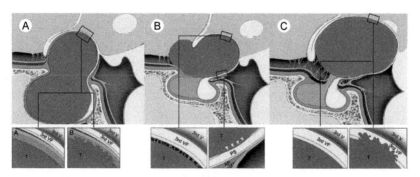

A. Q 型颅咽管瘤；B. S 型颅咽管瘤；C. T 型颅咽管瘤。

图 28　不同 Q、S、T 分型颅咽管瘤与三脑室底的解剖关系（彩图见彩插 24）

　　作者提出的 Q、S、T 分型是基于胚胎学组织学研究和近 1000 例患者的临床组织病理学数据而进行的分类，全部符合以上外科疾病分类的要求。其明确的观点与疾病特点是：①强调颅咽管瘤起源于 Rathke's 囊的残存上皮细胞或化生而来；②肿瘤全部起源于神经系统软膜外，无三脑室内型颅咽管瘤，无结节漏斗性颅咽管瘤；③虽肿瘤可能突破软膜，但造釉型颅咽管瘤由于明显和完整的胶质细胞增生带的隔离肿瘤细胞不能与神经元等重要结构直接接触；④相同起源生长方式可能不同，不同起源的肿瘤生长方式可能相似，这与肿瘤起源部位周边的膜性结构的变异相关；⑤肿瘤沿垂体柄方向上下扩张时，首先受垂体柄袖套蛛网膜的约束，个别病例形成穿垂体柄袖套生长。虽然颅咽管瘤的术前判断与分型十分重要，但不可否认要进行正确的术前分型，需要结合相应的胚胎组织学、解剖学知识与丰富的临床经验。

（漆松涛　包赟　毛健　整理）

颅咽管瘤已有的外科分型的述评

13. 一些优秀的神经外科专家提出了许多颅咽管瘤的分类或归纳方法

Halsted、Lewis、Cushing 描述的经颅、经蝶入路手术切除颅咽管瘤，至今已有 100 余年，所选择的入路均是从颅咽管瘤生长的长轴（上、下纵轴）方向。目前，影响大的不同手术入路的选择与描述的重要文献，主要为 30 余年的成果。其中以 Yasargil、Fahlbusch、Samii、Steno、Kassam 和 Pascual 等的文章引用率高，影响深远。

这些优秀的神经外科专家表示，积极的全切除肿瘤能够使颅咽管瘤达到治愈的目的。他们为了便于手术治疗方法的选择，或判断肿瘤手术的风险及预后，提出了许多颅咽管瘤的分类或归纳方法。从方法上均是采用影像和术中所见作分类，这些分类方法可分为三大类：①从纵轴方向上根据肿瘤与鞍底、鞍隔、三脑室的位置进行划分。②根据肿瘤与视交叉、垂体柄、下丘脑及结节漏斗的相对关系进行分类。③单纯根据肿瘤的大小和推挤三脑室的程度，进行病情程度的区别和选择治疗策略的分类，部分患者归为不可全切除的类型。其目的是为了反映肿瘤的生长方式，为治疗方法的选择提供依据。这些分类方法在归纳分析患者的预后有重要作用，同时在内分泌等内科治疗颅咽管瘤的相关症状领域也有较大影响。内镜手术再次兴起并日益扩大应用的近 20 年来，最重要的颅咽管瘤的分类当属 2008 年 Kassam 的意见，其将颅咽管瘤分成、漏斗前型、穿漏斗型、漏斗后型、三脑室内型。为了描述多变的颅咽管瘤生长方式，特意地将 3 型即漏斗后型再分成下丘脑型和脚间窝型。这些分型可能在影像和术中能反映一些病例相对于结节漏斗的位置的情况，但没有组织学证据，更不符合胚胎学观点。并且，用于描述定位的漏斗部、下丘脑、三脑室等均是神经组织结构，会导致医生误认为颅咽管起源并生长于神经组织结构中。这是让部分医生误认为实施颅咽管瘤的外科治疗非常困难，如采用激进的措施必定造成恶性结果。

一种疾病比较好的外科分型应满足以下条件：符合胚胎组织学的观点，反映真实的肿瘤起源，且有组织学的证据，能合理的解释所有不同生长方式肿瘤的解剖特点；有利于外科治疗策略的制定和方法的选择，能规律的反映患者的症状与体征；有助于对手术的难度及预后的判定。

作者提出的 Q、S、T 分型，正是基于胚胎学组织学研究和近 1000 例患者的临床手术数据和组织病理学观察而进行的分类，能全面符合以上外科疾病分型的要求。其明确的观点与疾病的特点是：①强调颅咽管瘤起源于 Rathke's 囊的残存上皮细胞或化生而来；②肿瘤全部起源于神经系统软膜外，无三脑室内型颅咽管瘤，无结节漏斗性颅咽管瘤；③虽然肿瘤可能突破软膜，但是造釉型颅咽管瘤由于完整的胶质细胞增生带的隔离，使肿瘤细胞不能与神经元等重要结构直接接触；④相同起源生长方式不同，不同起源生长方式相似与肿瘤起源部位周边的膜性结构的个体差异相关；⑤肿瘤沿垂体柄方向上下扩张时，首先受垂体柄袖套蛛网膜的约束，个别病例形成穿垂体柄袖套生长。

虽然颅咽管瘤的术前判断与分型十分重要，但不可否认要进行正确的术前分型，需要相应的胚胎组织学、解剖知识与丰富的临床经验相结合，在这儿不详述，请参考相应章节与参考文献。

（漆松涛　包赟　刘帆　整理）

颅咽管瘤治疗的百家争鸣状态

14. 颅咽管瘤的围术期死亡率大幅下降，让我们看到了治愈颅咽管瘤的曙光

受限于科学技术发展及对于激素替代治疗认识的不足，20世纪中期颅咽管瘤手术死亡率高达 12%，超过 1/3 术后患者严重残疾，其中累及脑室的患者，大部分术后生活质量极差。因此，颅咽管瘤一度被认为是外科医生无法触碰的"禁区"。但随着显微外科、内镜外科学技术的整体提升，颅咽管瘤的围术期死亡率大幅下降，近 10 年来死亡率已降至 2.9%，这让我们看到了治愈颅咽管瘤的曙光。

15. 放射外科学在治疗颅咽管瘤的短期效果较好，但也存在弊端

随着放射外科学的兴起，普通放疗、伽马刀及近年新兴的质

子刀在各类研究中均展现了较好的短期治疗效果，而囊内放疗的临床试验及相关基础研究也在探索中。综合颅咽管瘤放疗相关研究，不可否认，放疗、囊内照射及部分切除合并术后放射治疗，短期内并发症发生率较低，减瘤效果相对满意。但是放疗对于鞍区周边重要结构的远期影响，目前还未被充分关注。放疗造成局部粘连加重，当肿瘤复发，患者又面临手术时，再次全切除肿瘤手术的难度及风险显著提升，也是不争的事实。因此，放射外科的应用指征仍需进一步讨论。

16. 医生需要客观评价减瘤与根除肿瘤，谁更能使患者获益

测序技术的成熟使我们发现了导致颅咽管瘤发生、发展的关键基因 *CTNNB1 exon3* 缺失及 *BRAFV600E* 突变。其中，针对鳞状乳头细胞型颅咽管瘤，*BRAFV600E* 突变的靶向药物在个案报道中展现了喜人的减瘤效果。在等待临床试验结果的同时，外科医生仍然需要从长期发展思考，减瘤与根除肿瘤谁更能使患者获益。这也需要更大规模的临床试验，来客观地评价非手术治疗在颅咽管瘤治疗中的作用及地位。

次全切除加放疗，囊液抽吸加内放射治疗作为主要的治疗方法，虽然与全切除相比在短时间内复发率相近，但全切除肿瘤难以复发，并随时间延长，复发概率下降，是一种可以治愈颅咽管瘤的方法。而次全切除加放疗随着时间延长，复发率会不断地增

加。

因此笔者认为，放射外科、靶向药物治疗及单纯的囊液引流，可用于难以耐受或拒绝手术的患者，来发挥控制肿瘤进展的作用。但是，积极的手术治疗，仍然是彻底治愈颅咽管瘤唯一的方式。

（漆松涛　整理）

颅咽管瘤外科学治疗——进退两难

17. **颅咽管肿瘤周边重要结构较多，是否行全切除治疗是争论的热点**

颅咽管瘤一直被认为是外科性疾病，发现肿瘤后积极的手术治疗是目前的主流观点。因肿瘤周边重要结构较多，生长方式复杂多变，是否进行积极的全切除治疗是神经外科医生争论的热点。脑科学研究逐步揭露了下丘脑对人类生存极其重要的作用，因此在颅咽管瘤手术过程中，术前对下丘脑破坏程度的评估、术中对下丘脑的保护、术后对下丘脑和垂体功能的重建，都是颅咽管瘤治疗的关键点，也是国际研究的热点。目前主流观点认为积极全切除治疗可显著降低肿瘤复发率，但同时有可能造成患者生活质量下降，因此对于累及下丘脑的患者往往进行保守的次全切除治疗结合术后放疗，或干脆行放疗、囊液抽吸等保守治疗方式。肿瘤的切除程度是决定其是否复发的重要因素，在目前尚无大规模临床试验结果证实孰优孰劣的情况下，当面对累及下丘脑等重要结构的颅咽管瘤时，医生可以退一步选择部分切除肿瘤，随后期待通过辅助治疗延缓肿瘤复发。在充分认识肿瘤的前提下，可以以炉火纯青的手术技巧全切除肿瘤，同时尽可能多的保护神经结构，辅以术后个体化的治疗，给患者一个被彻底治愈的机会。

18. 颅咽管瘤治疗方式多样，手术效果参差不齐的根本原因是?

一方面目前与肿瘤不可全切除的颅咽管瘤分型有关，甚至部分文献认为 61.68% 累及下丘脑类型的颅咽管瘤不应该全切除；另一方面，也有文章显示，积极全切除颅咽管瘤可以有较高的治愈率和较低的复发率。对此，笔者认为，造成目前治疗方式多样，手术效果参差不齐的根本原因与人们对于肿瘤发生、生长规律、术后病理生理学改变认识不足，以及不正确的肿瘤分型有关。在符合胚胎学观点、肿瘤发生发展规律的同时，有正确的分型来帮助选择手术方式，通过刻苦精进的手术技巧，个体化设定术后垂体下丘脑功能重建流程，颅咽管瘤是有望被治愈的良性肿瘤。

（漆松涛　张世超　包赟　整理）

颅咽管瘤手术入路选择的原则与观点

基于颅咽管瘤是颅内良性肿瘤,我们的观点是每一例颅咽管瘤手术必须以全切除为目的。颅咽管瘤是由 Rathke's 囊的残存细胞发生而来的神经系统外起源的轴外肿瘤,坚持轴外肿瘤轴外做,必要时经脑实质入路也只是作为辅助通道联合多间隙完成肿瘤手术,尽量减少对神经组织的干扰与破坏。

Youmans 神经外科学颅咽管瘤的手术入路有翼点入路、额下入路、纵裂入路、经蝶入路、经侧脑室入路、经胼胝体三脑室入路和联合入路八种入路方式。可以归结为轴外入路和轴内入路,也可归纳为经颅入路和经蝶入路。简要分述观点如下。

19. 有关轴外、轴内入路的观点

颅咽管瘤起源于轴外,并大部分在脑实质外、蛛网膜腔内生长,由于蛛网膜的限制,软膜的相对薄弱,颅咽管瘤组织可以突入垂体柄,三脑室底内与神经组织发生接触,并部分在神经胶质

反应层内生长。颅咽管瘤属良性肿瘤，以膨胀性生长为主，其在袖套内或者三脑室底内生长，其周边的结构仍以推挤变形为主。因此，颅咽管瘤手术的基本原则以轴外入路为主，尽量避免神经组织的牵拉与损伤。即便肿瘤向上生长突入三脑室方向明显，必须采用终板入路这样的轴内通道，也必须联合视交叉前及视神经外颈动脉间隙，才能安全的达到肿瘤的全切除及重要结构的辨认与保护。故即便采用经终板三脑室入路也是为了防止侧方扭曲产生绞力牵拉肿瘤，导致神经组织的损伤和便于位置置换，辨认分离突入三脑室底内的肿瘤组织，但实际上是轴内外的联合入路。翼点、额外侧入路等轴外入路对 S 型肿瘤和部分 Q、T 型肿瘤均能达到全切除的目的。但对于 Q 型鞍内部分肿瘤巨大，和向三脑室方向生长明显的 T 型肿瘤，如达到和超过中间块水平时，要安全全切除肿瘤将会显得比较困难，应特别关注。

经侧脑室入路及经胼胝体入路，虽有些单位及个人报道也能达到较为满意的治疗效果，但其为纯脑实质内入路，除不必要的脑实质结构的破坏外，由于位置的深在，全程脑实质内操作，且操作通道长，对周边重要结构损伤大，尤其 Q 型和 S 型肿瘤完全位于脑实质外；且主要在鞍内和蛛网膜腔内生长，这样的入路实际无法将肿瘤安全的全切除，也违反了轴外肿瘤轴外做的微创基本原则。作者单位是明确摒弃这两种入路在原发颅咽管瘤中的应用，仅在极少数 T 型颅咽管瘤病例采用此入路。且先前手术采用的亦是此种经脑实质入路而导致肿瘤与周边结构有明显粘连，需长时程锐性分离者，才会继续借用此入路并尽量联合轴外通道完成手术。因此，经侧脑室及胼胝体入路，对必须达到全切除的颅咽管瘤的治疗方法是不合适的。

20. 经颅入路与经蝶入路的观点

对颅咽管瘤而言，经蝶入路如能达到安全的全切除肿瘤，不但符合微创的原则，也符合颅咽管瘤的解剖特点。因此，在内镜再次风靡神经外科的近 20 年来，特别近 10 年来，经蝶颅咽管瘤切除术，为越来越多的单位所采用和尝试。目前已有了几种经内镜下的颅咽管瘤分类或分型，并且有不少治疗效果良好的病例报道。但就整体而言，绝大部分报道病例数偏小、随访时间短且缺乏合理的前瞻性对照研究。另外，大多数单位的手术策略均不是以全切除为目的。因此，在经蝶入路进行颅咽管瘤治疗热度较高的背景下，我们的观点是经蝶入路符合肿瘤的起源和解剖占位特点，是外科治疗颅咽管瘤的重要入路，但颅咽管瘤的外科治疗要以安全的全切除治疗为首要原则，故应严格采取个体化原则来选择手术入路。我们的基本原则是原发的 Q 型肿瘤，严格限制于中央脑池生长的 S 型肿瘤，形态规则两侧扩张生长不明显的 T 型肿瘤，可以优先选择经蝶入路，而多颅凹，多脑池生长的 S 型肿瘤，向单或两侧扩张生长已达或超过颈动脉分叉，瘤体巨大，前交通复合体明显有卡压嵌顿，尤其反向夹持时，以及全部的复发 S 型、T 型颅咽管瘤，原则上应该采用经颅入路手术。比较三脑室底是否完整，是肿瘤全切除后远期生存质量的独立影响因素，T 型颅咽管瘤是否更适合应用经颅入路是非常值得研究的问题。

经颅入路是颅咽管瘤切除的经典和主要入路。虽然颅咽管瘤位置深在，位于鞍区颅底中央，经颅手术难免牵拉脑部，但经颅通道的多角度选择，处理肿瘤与周边重要结构复杂关系时，采用多方向分离技术和便利的交叉运用，对颅咽管瘤的安全全切除更有保障。在对颅咽管瘤显微手术技术成熟的单位，经颅手术导致的额颞叶牵拉损伤已经十分罕见。另外，经蝶入路手术必须要有经颅手术的基础，经颅入路是经蝶入路手术失败后的最后挽救技术。当颅咽管瘤呈复杂性生长、多颅凹、多脑池生长时，经蝶入路完全无法达到安全全切除的目的时，经颅手术成为治愈颅咽管瘤的唯一方法。因此，无论使用的比例如何，部分成功的经蝶入路可能比经颅手术住院时间缩短更为微创，但无法动摇经颅手术在颅咽管瘤治疗中的应用范围更广、最为可靠的"母技术"地位。

当然我们的观点是建立在每一次手术均以肿瘤全切除为目标上的。当以保守、次全切除，特别是活检和囊液抽吸 Ommaya 囊置放为目的策略时，经蝶入路的优势不言而喻。但这种治疗策略和观点本身是错误的，这也是目前在整体范围内，颅咽管瘤仍是不能治愈的良性疾病的又一原因。

（漆松涛　潘军　整理）

颅咽管瘤完整整块切除的观点

21. 颅咽管瘤的全切除，能够避免复发

安全的全切除是所有肿瘤外科手术都应遵循的原则。颅咽管瘤的全切除的意义在于：确保肿瘤的全切除，从而避免复发，因为复发的颅咽管瘤的再次手术的困难和风险将提高。因此Yasargil强调因为再手术的困难，因此颅咽管瘤的手术必须以蚂蚁啃骨头的精神尽力切除肿瘤。

但实际上只要未全切除的肿瘤，无论采用什么样的辅助治疗，肿瘤的复发基本不可避免。即便全切除的肿瘤，文献报道复发率也高达20%～30%，考虑到颅咽管瘤是组织学良性的肿瘤，这部分肿瘤复发的原因也只能是肿瘤未达到真正的全切除。

22. 颅咽管瘤的治疗策略存在争议

颅咽管瘤由于位置的深在，全切除的困难，加上以往文献中

所谓全切除的病例仍有相当高比例的复发。故部分切除并放疗，成为目前颅咽管瘤的主要治疗策略。现有多数文献表述：部分肿瘤切除并放疗、囊液抽吸和囊内照射或化疗、免疫治疗与积极的全切除手术，均是颅咽管瘤的一线治疗方案。基于此背景，显微神经外科相当长时间内，不断有学者争取积极全切除的治疗策略，并强调全切除治疗颅咽管瘤的重要意义，但在临床中全切除的比例并不高，多数在 50% ～ 80%，复发率仍在 20% 左右。加上围手术及随访期的死亡率和不可忽视的致残率，这是更多的单位和个人采用保守治疗策略的根本原因。也使颅咽管瘤的治疗策略存在争议。

23. 颅咽管瘤的治疗策略为何如此混乱呢？

同样是鞍区良性肿瘤的垂体瘤、脑膜瘤，甚至下丘脑的胶样囊肿，手术治疗都毫无疑问的被认为是首选治疗方法，对肿瘤进行彻底的切除为主要策略。而颅咽管瘤的治疗策略为何如此混乱呢？其原因如下。

（1）肿瘤的起源点混淆不明：颅咽管瘤起源于 Rathke's 囊，而 Rathke's 囊为胚胎源性组织，在胚胎发育过程中发生变化并逐渐消失。对其描述多为胚胎学中的内容，其残迹在成熟个体中的确切解剖部位，在临床医学中少有涉及。且 Rathke's 囊是一管状，存在于发育过程中的器官，其不同节段周边毗邻结构不同，颅咽管瘤在 Rathke's 囊中不同部位均可是肿瘤起源发生点，而以往对其缺乏系统明确的研究与描述。

（2）肿瘤与周边重要结构的毗邻关系不明和混淆：颅咽管瘤从咽部至鞍上均可发生。颅咽管瘤与鞍内腺垂体、神经垂体乃至垂体囊膜及硬膜毗邻推挤，还是可以互相浸润穿插或生长？鞍上部分与颈动脉及所属分枝、视神经、视交叉、下丘脑三脑室底是什么关系？比如颅咽管瘤与三脑室下丘脑的关系一直描述为推挤、浸润或三脑室内生长。下丘脑重约 4g，如此小而生理功能重要的结构，也成为颅咽管瘤全切除困难，甚至不能全切除这种错误认识的理论基础。几位运用手术治疗效果最好，并具较高影响力的专家，在描述、分类与归纳中，均会采用三脑室内型或结节漏斗型颅咽管瘤这样的错误说法。这无疑会导致颅咽管瘤起源于神经组织内，肿瘤与周边重要的神经组织无法安全解剖分离的认识。

（3）切除的理念与方法导致肿瘤周边边界辨别的困难：为强调安全全切除，部分专家主张锐性分离；为获取空间，增加辨认度，一片一片分块切除；以及囊内优先减压，是颅咽管瘤外科切除常用的方法。分块切除需要对周边不明结构反复牵拉，即便是少量的出血，也会导致边界的丢失。更何况周边结构细微和复杂辨认，故采用分块切除方法，想要达到真正的安全全切除是十分困难的。

据以上三种情况，作者及单位自 1998 年追求全切除，到 2008 年追求完整整块全切除，是基于胚胎学的观察和对鞍区，特别是与颅咽管瘤相关的膜性结构的深入研究和理解而改变的。因此我们的观点是颅咽管瘤必须以全切除为目的，而完整整块的切除，是达到真正安全切除的有效办法（图 29）（有关完全整块切除的病理解剖基础，可参见我们的文献）。

完整整块切除的意义：①反映达到全切除的目的；②增加边界辨认度及保护重要结构；③明确肿瘤起源及与周边结构的关系，增加对颅咽管瘤及周边结构关系的理解；④为准确的病理研究提供了可靠的保障。

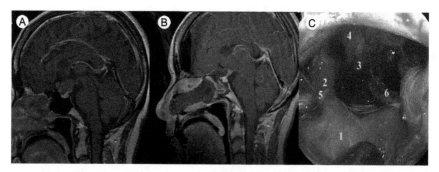

A. 术前 MRI 矢状位；B. 术后 MRI 矢状位；C. 术后鞍区结构：1. 垂体；2. 垂体柄；3. 乳头体；4. 三脑室底；5. 垂体柄蛛网膜袖套；6. 右侧后交通动脉。

图 29　颅咽管瘤经碟全切肿瘤后保留重要结构的完整性（彩图见彩插 25）

（漆松涛　包贇　整理）

微创的观点在颅咽管瘤治疗中的体现

24. 微创就是以最小的创伤，达到治疗目的

以最小的创伤，达到治疗目的是微创的基本概念。颅咽管瘤治疗的基本点应该是安全的全切除治疗，以治愈患者，使患者无瘤长期生存为目的。改善或尽可能地避免内分泌功能损伤，是进一步研究和努力的方向。随着现代内分泌学的发展，维持和重建垂体功能已成为可能，因此对下丘脑功能的保护和重建是颅咽管瘤治愈后的研究核心内容和终极目标。

锁孔、内镜及常规开颅均是用于颅咽管瘤治疗的有效办法。通常内镜及锁孔是神经外科微创理念的标志性技术。但在实际运用中，特别是在初学的阶段，这些技术的运用不规范，达不到治疗目的，导致患者需再次手术，甚至引起外科技术性的致残、致死，这种与微创本意背道而驰的情况，应引起高度的重视。

从治愈颅咽管瘤的观点出发，任何保守的治疗方法和不利于

全切除的入路选择均是错误的。如果达不到肿瘤全切除的目标，所谓锁孔及内镜手术也是错误的，达不到治疗目的的任何方法均不是微创手术。

25. 内镜及内镜技术的一些观点需要重申和重视

为达到肿瘤的安全全切除，眉孔、翼点锁孔仅能适应于局限生长的 S 型和小部分 T 型肿瘤，即便联合内镜辅助手术能清晰地显示目标区的结构，但因为操作间隙和角度的限制，是无法用于多脑叶、多脑池生长的 S 型肿瘤及复杂生长对前交通复合体嵌顿、卡压、夹持的 T 型肿瘤。

除保守治疗采用的锁孔、内镜技术外，完全不顾及严重的、终身伴随的鼻咽部并发症，而盲目选择扩大经蝶入路也是错误的。另外，采用双鼻甲、鼻中隔切除的扩大经蝶入路，不加区分的用于治疗所有的 Q 型、S 型、T 型颅咽管瘤，这是令人痛心的鲁莽行为。虽然内镜及内镜技术是实现神经外科微创治疗的代表性技术，但以下观点必须重申或重视。

（1）经蝶入路处理硬膜内病变，不但是开颅手术，而且是 II 级污染手术切口；扩大经蝶入路不但复杂而且也是创伤较大的开颅手术。

（2）经鼻蝶入路，由于鼻腔软组织损伤而导致的不良反应，必须加以重视。以往的经验显示，单侧鼻甲切除后，由于黏膜的修复能力较强，患者大部分鼻腔功能修复尚可。采用双鼻甲、鼻中隔大范围鼻腔软组织的切除，虽然可以扩大两侧的肿瘤暴露，但患者将出现伴随终生的鼻腔通气功能障碍、口咽干燥和长期鼻窦炎带来的痛苦。有文献证实，患者难以耐受这些长期伴随着的痛苦，因此这也成为这类患者发生精神障碍，甚至是轻生、自杀率居高不下的重要原因。

（3）由于颅咽管瘤多点起源和个体间的膜性结构差异，故颅咽管瘤虽然是颅内的良性肿瘤，但形态质地和占据解剖部位多变且广泛，不是一个入路可以完美地处理所有的颅咽管瘤病例。根据个体化的具体情况选择最佳的手术入路，是神经外科微创的基本原则。当然选择合理的手术入路，应建立在对颅咽管瘤的起源的理解和对不同生长方式的解剖基础之上，这也是颅咽管瘤分为Q型、S型、T型的目的。部分适合经蝶手术的颅咽管瘤，术中如果能保留重要结构的完整性，术后也可以恢复良好。

（漆松涛　樊俊　潘军　整理）

颅咽管瘤不同治疗方法的结果

26. 全切除的顾虑与困难

全切除是治愈颅咽管瘤唯一的方式，然而，一直以来都有相当部分研究者认为，颅咽管瘤部分切除后放疗可以取代颅咽管瘤全切除。因此，积极全切除还是部分切除加放疗来治疗颅咽管瘤引起了较多的争议。

治疗颅咽管瘤最好的方法应该是尽量全切除且保留下丘脑及视力功能。对于涉及视神经或下丘脑的肿瘤，是否应该全切仍然存在争议。在 Becker 的研究中，仅接受部分切除的患者中，有71% ～ 90% 术后残余的颅咽管瘤组织仍继续生长。在行部分切除后放疗的患者中，只有21% 术后残余的肿瘤组织继续生长。因为术后的严重并发症及部分全切除后的肿瘤仍会复发，所以以Müller 为代表的部分学者，对积极的根治性切除颅咽管瘤治疗策略持批判的态度。

我们认为手术医生应尽可能地全切除肿瘤，即使是一些钙化十分严重的、体积巨大的颅咽管瘤，仍然要对其进行完整地整块切除，并保留周边重要的解剖结构。在我们近 500 例复发或再生长颅咽管瘤病例中，使用姑息手术加放疗的患者最终难免复发，这对年轻患者更是一个需要正视的问题。Elowe-Gruau 等在法国巴黎内克尔发表了一项单一机构研究的结果，结果显示，保留下丘脑结构可降低患者术后长期肥胖的发生率，部分颅咽管瘤患者术前的视力为较差，术后的视力却得到了明显的改善。另外，一些患者术前的内分泌功能十分差，术后的内分泌水平得到了明显的提高。除此之外，颅咽管瘤术后部分患者还有生育能力。行颅咽管瘤手术的目的就是通过全切除肿瘤，改善患者的内分泌功能和视力，以将其彻底治愈。

27. 辅助治疗对不同年龄颅咽管瘤病患的内分泌影响

颅咽管瘤是鞍区最常见的胚胎源性肿瘤，可发生于各个年龄段，多见于少年和儿童，因起源和生长与下丘脑 – 垂体有密切关系，患者常在治疗前即已存在不同程度的垂体功能减退、下丘脑受累的临床表现。颅咽管瘤治疗的众多矛盾的关键就在于患者的下丘脑、内分泌功能的保留与重建。

文献报道，颅咽管瘤患者垂体功能减退发生率在生长激素轴为 68% ～ 100%，性腺轴为 60% ～ 80%，促肾上腺皮质激素轴为 55% ～ 88%，甲状腺及激素轴为 39% ～ 85%，垂体后叶功能障碍为 25% ～ 86%。放射外科治疗等辅助治疗可能引起肿瘤周围的下丘脑、视交叉、腺垂体、垂体柄等相邻部位的损伤，故治疗后患者下丘脑－垂体功能障碍往往加重，出现多种垂体功能减退、下丘脑功能障碍等表现。

颅咽管瘤放疗后的内分泌障碍大致规律如下：① Q 型颅咽管瘤患者放疗后不但垂体功能进一步减退，还可能出现新的神经垂体功能障碍，替代治疗的激素种类和剂量较未放疗患者明显增多；② T 型颅咽管瘤患者放疗后常在内分泌功能障碍的基础上出现严重的下丘脑肥胖、胰岛素耐受、暴饮暴食等症状，甚至伴随精神异常、昼夜节律异常、渴感消失的尿崩症等复杂下丘脑综合征，难以控制，严重影响患者生活质量。

颅脑放射损伤在儿童患者中表现得尤其突出，儿童颅咽管瘤患者，尤其是小于 6 岁的患儿，要尽量避免接受放射治疗，以减少对智力和内分泌方面的影响。

对于儿童颅咽管瘤患者，放疗等辅助性治疗可能会引起多种垂体功能减退。尤其是对于未达到线性生长末期的儿童颅咽管瘤患者，由于生长激素轴的低下，放疗等辅助性治疗将严重影响儿童生长发育，引起身材矮小。我们对患者补充生长激素的观点是：生长激素（growth hormone，GH）的替代治疗不会影响颅咽管瘤的复发，不会增加新发恶性肿瘤的发生率或恶性肿瘤的复发率。生长激素治疗目标为维持胰岛素样生长因子 1（insulin like growth factor-1，IGF-1）水平低于正常值上限，若有不良反应出现，应减低剂量。

而对于青春期性腺发育及生育阶段患者，放疗等辅助性治疗会引起性腺轴的低下，将严重影响患者性腺发育及生育后代。对于没有禁忌证的中枢性性腺功能减退成年男性颅咽管瘤患者，可以选择睾酮补充治疗。对于没有禁忌证的中枢性性腺功能减退绝经前期成年女性颅咽管瘤患者，应给予性激素补充治疗。同时接受雌激素治疗的患者适当提升糖皮质激素剂量，并监测血清游离甲状腺素（FT4）水平使其维持在正常范围。出现下丘脑肥胖颅咽管瘤患者，可以通过改变生活方式、药物治疗和手术治疗等多方面来改善体质，提高远期生活质量。对于伴有睡眠障碍、昼夜节律改变的颅咽管瘤患者，适当增加白天体育活动，以改善夜间睡眠，必要时给予褪黑素治疗。

以放疗为代表的颅咽管瘤的辅助治疗可能加重垂体内分泌功能低下、下丘脑功能障碍等症状。同时会加重肿瘤与周围组织结构粘连，给再次手术带来困难，并且再次手术后垂体内分泌功能、下丘脑功能障碍会进一步加重。因此，放化疗等辅助治疗在颅咽管瘤的治疗中要十分谨慎甚至尽量避免。颅咽管瘤患者经过放疗等辅助治疗后，垂体功能减退发生率高，内分泌治疗难度大，但通过全面、精准的激素替代治疗，仍然可以使患者获得接近甚至达到正常人的生活质量。

由于内分泌相关的治疗水平的进步，垂体功能的完整重建已有可能实现。但是激素间的相互作用、时间规律、下丘脑功能下降的有效治疗方案、垂体内分泌功能的保留，特别是下丘脑功能的保护应该是颅咽管瘤治疗的重点技术要求和研究的主要目的。拥有神经内分泌知识及治疗手段的完备，是颅咽管瘤治疗的先决条件。

28. 关于放疗对颅咽管瘤再手术的影响

显微手术在颅咽管瘤治疗中被认为是颅咽管瘤的最佳治疗方法。

放疗对巩固手术疗效、减少或延缓复发，提高患者的预后有所帮助。放射治疗、囊液抽吸和内照射仍然常用于治疗颅咽管瘤。然而，对于放疗后长期存活的患者，肿瘤复发不可避免（图30），放疗可能会引起下丘脑垂体功能紊乱，从而导致患者生活质量下降。

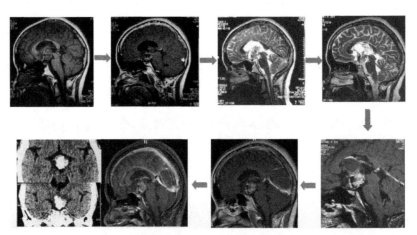

图30　一例20年间接受10次放疗，最终复发难以生存患者的
影像学提示放射治疗后颅咽管瘤仍然进展（彩图见彩插26）

由电离辐射引起的直接神经元损伤及随后变性和凋亡是目前公认的放疗加重下丘脑 – 垂体功能紊乱的理论基础。放射治疗导致肿瘤表现出典型的形态学变化（图 31）：出现大量涡轮状细胞，这些细胞表达干细胞标记物，可能导致肿瘤报复性生长。这一形态学变化可以解释肿瘤在历经放疗后继续进展的原因。

颅咽管瘤约 30% 为实质性，囊内放疗不能控制肿瘤实质性部分的生长。囊内放疗对于多发囊变的颅咽管瘤效果不佳，而且也不能预防新的囊腔的形成。还存在囊液和放射性物质泄漏的问题。另外，放射性核素肿瘤囊内治疗还可引起下丘脑结构放射性损伤并加重肿瘤与周围组织结构粘连的危险（图 32），给再次手术带来困难。但是即便如此，放疗后颅咽管瘤复发仍需再次手术，并能够获得全切除（图 33）。

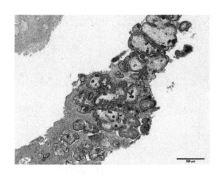

图 31　放射治疗后颅咽管瘤 HE 染色形态学变化（彩图见彩插 27）

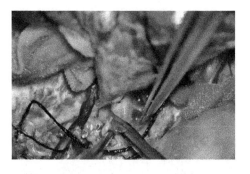

放射性损伤并加重肿瘤与周围组织结构粘连，需全程锐性分离。1. 视神经；2. 颅咽管瘤。

图 32　颅咽管瘤放疗后再手术术中所见（彩图见彩插 28）

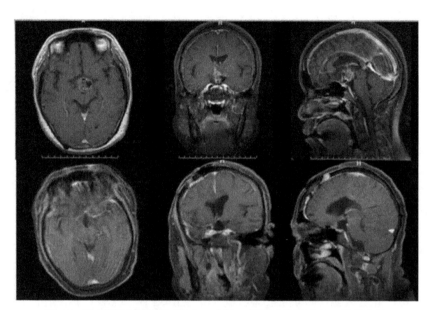

图33　放疗后颅咽管瘤再手术，术前、术后影像学改变：肿瘤全切

　　Ommaya 管置入，抽吸囊液联合 32^P 治疗本身是一种姑息性治疗方法，32^P 治疗脑内囊性肿瘤过程中常见并发症包括穿刺过程中的出血和 32^P 引起的放射性损伤。其缺点在于反复头皮穿刺抽液有可能导致伤口或颅内感染；另外，对厚壁及伴有钙化的肿瘤，引流管不易穿透进入瘤腔；肿瘤复发时的囊性病灶可能与本次置管的囊腔不是同一个且不相通，对囊腔内有分隔的多囊性肿瘤，不能达到全面引流的目的；因囊液中含有大量的胆固醇结晶、坏死上皮及钙化斑块，可致分流管堵塞，导致手术失败。颅咽管瘤的囊液黏稠，加之肿瘤有实质性部分，囊液会刺激周围组织形成肉芽，容易堵塞引流管，有的甚至长入引流管的口内，加大了手术切除难度。在这种情况下，引流管紧紧黏附在肿瘤、外

周血管和神经上，盲目拖拽或拉动可能导致严重的出血。需要分离引流管和周围结构的粘连以安全地移除引流管（图34）。我们建议当引流管堵塞或移位时，引流管不能盲目拔除或调整。

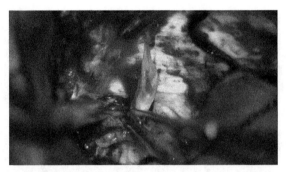

Ommaya 管外层包裹纤维肉芽结构，1.Ommaya 管外层包裹纤维肉芽结构；2. 颅咽管瘤。

图34　颅咽管瘤放疗后再手术术中所见（彩图见彩插29）

放射治疗还可以导致颅咽管瘤周围的胶质层变得稀疏甚至缺失。胶质层的丧失导致手术下丘脑损伤的风险增加。

神经外科医生需要了解，一旦患者接受放疗和化疗及囊液抽吸，内部照射和囊内化疗就意味着患者失去或降低了真正治愈和高质量生存的可能性。以放疗为代表的颅咽管瘤的辅助治疗可延缓颅咽管瘤复发，短期内控制肿瘤具有一定的疗效。但放疗不但没有改善颅咽管瘤的复发情况而且会加重颅咽管瘤患者下丘脑 – 垂体功能障碍和加重肿瘤与周围组织结构粘连，给再次手术带来困难。因此，放化疗等辅助治疗在颅咽管瘤的治疗中要十分谨慎甚至尽量避免。

颅咽管瘤是一种外科疾病，根治性手术切除是唯一可以彻底治愈的治疗方法。经过积极完美的手术全切除及围手术期内分泌治疗，术后内分泌及预后不一定差，该颅咽管瘤女性患者全切除术后 2 年成功生育（图 35）。

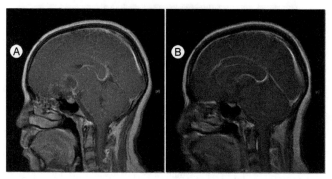

A. 术前 MRI 矢状位；B. 术后 MRI 矢状位。

图 35　肿瘤全切除后仍有生育能力并且生育成功的病例

（漆松涛　聂晶　彭俊祥　整理）

颅咽管瘤诊治指南制定与团队建设的必要性

29. 制定一份有关颅咽管瘤诊治方面的指南是有必要的

在绝大多数神经外科中心，颅咽管瘤均属于少见的疾病，且治疗起来相当困难，加上缺乏相关的诊治指南，故为了提高国内神经外科医生们对颅咽管瘤的诊治水平，制定一份有关颅咽管瘤诊治方面的指南是有必要的。目前，颅咽管瘤的外科学治疗，应达到全切除率在 90% 以上、死亡率在 2% 以下这个目标。在多个学科的协助之下，部分成人仍保留生育能力及儿童依然能够生长发育，这表明了我国颅咽管瘤的治疗仍然有较为广泛的发展空间。提高颅咽管瘤的整体治疗水平，从而促进我国神经外科事业的进一步发展，是颅咽管瘤的一系列专家共识的撰写及发表的目的。

30. 颅咽管瘤诊治指南制定与团队建设

随着对颅咽管瘤的认识，治疗经验积累增加及显微外科技术的发展，国际上一些大型神经外科中心和著名的神经外科专家如Yasargil、Kim、Zuccaro、Hoffman 等，早已提出颅咽管瘤应该以全切除为目标的外科治疗理念。来自欧洲、北美及日本等地区和国家的重要研究成果、文献都表明，颅咽管瘤可以达到 80% 甚至更高的全切除率。事实上，全切除颅咽管瘤技术门槛要求非常高，这就需要医生通过长时间的认真学习才能够主刀手术。部分切除后，行立体定向放射疗法确实可以延长肿瘤再生长及复发时间，所以活检、部分切除、囊内照射或者 Ommaya 囊置管辅助立体定向方式，仍是一些医生和单位对颅咽管瘤主要的治疗方法和策略。更为严重的是普遍使用这些姑息性治疗方式，会导致患者带瘤生存，最终无法避免肿瘤的复发，内分泌功能在手术及放疗的双重打击下也会更加低下，增加了再次手术的难度，这样不但会使大部分患者失去被治愈的机会，而且他们的生存质量也会受到严重的影响。对于这种组织学上良性的肿瘤，治疗的效果却如此让人不满意，的确值得引起国内外神经外科医生们更多的关注并担负起自己的责任。

颅咽管瘤的治疗是一个最具有挑战性的领域，尽管其引起如此之多的神经外科医生的关注和努力，但是结果却仍然不尽人意。其一，从活检到实际上的全切除，相关技术的难度差异非常大。其二，一些经验不是很丰富的医生也在尝试着进行肿瘤的外科治疗，从而导致手术治疗的结果相差甚远。此外，更有一些外科医生不重视唯有全切除肿瘤才能真正地将患者治愈这一事实，当他们给患者做完肿瘤部分切除的手术之后，竟主动让患者接受内照射和放疗等姑息性治疗方式，使得患者失去了再次手术全切除肿瘤以达到治愈的机会。目前，世界上的主流观点认为颅咽管瘤患者得到真正意义上的全切除的最佳机会是首次手术，这是神经外科医生们应该明确的。

在治疗技术、方法日新月异的今天，显微微创神经外科正逐步向精准神经外科的方向发展。在内镜设备和技术不断改进的条件下，经蝶及扩大经蝶入路应用越来越广泛。在内镜技术成熟的单位，大多数患有垂体瘤这种起源和生长部位局限且衡定的肿瘤患者，可经蝶内镜手术治疗。因此，一些外科医生和单位尝试采用经蝶或者扩大经蝶内镜下去切除颅咽管瘤、胆脂瘤、脑膜瘤、脊索瘤、蛛网膜囊肿等鞍区的占位性疾病。神经外科实现微创精准治疗的重要手段是娴熟的技术。内镜下行外科手术，需要恰当地选择病例才能够使患者获得最大的利益。因为颅咽管瘤的生长形态复杂多样，且从咽部到三脑室底结节漏斗部均可发生，所以在没有对肿瘤生长的模式进行深入而详尽的研究前，不以全切除肿瘤为目标的外科尝试，必定会给患者带来十分严重的后果。由于颅咽管瘤组织学上的良性病理及后续治疗的困难，故首次外科治疗需要建立在有可能且努力全切除的这一基本点上，包括内镜在内的所有外科治疗颅咽管瘤必须严格遵循这个原则。同时，这也应该是作为神经外科医生的我们要牢记的首要责任。

神经内镜技术是一种新兴的技术，同样地，探索不同的性质和部位的肿瘤手术技术也应值得被关注，但是为了防止蛮干与激进导致医疗问题的发生，任何手术技术的探索都应立足于对疾病本身的特点有着详细地了解。不然，其结果除了会让内镜技术这样有着无限前景的技术坠入毫末之技的境地，同时也会与要求十分严谨的神经外科的基本精神背道而驰。

此外，颅咽管瘤之所以治疗困难及疗效不理想，是和手术医生的相关经验与知识的不足息息相关的。并非所有进行颅咽管瘤手术的医生都是经过了严格的专门训练且具备相应的资格，最终也只有少数医生能够胜任对这一疾病的治疗，这就好比不是所有人经过训练就都可以10秒跑进百米。科学工作者重视客观规律的体现也在于对这种手术技术的难度的认同。为了能够让颅咽管瘤患者得到更好的外科治疗效果，就必须先了解正确的解剖学知识及病理、生理学观点，再通过长期的临床实践，把理论与实际结合起来反复地思考，最终才能实现给尽可能多的颅咽管瘤患者手术全切除肿瘤以达到治愈这一目标。这就是作为培育治疗颅咽管瘤的团队的目的。

（漆松涛　包赟　刘帆　整理）

本中心关于颅咽管瘤诊治的临床与基础研究及论著如下：

1. 颅咽管瘤治疗专家共识编写委员会，中华医学会神经外科学分会小儿神经外科学组. 颅咽管瘤患者长期内分泌治疗专家共识（2017）. 中华医学杂志，2018，98（1）：11-18.

2. 颅咽管瘤治疗专家共识编写委员会，中华医学会神经外科学分会小儿神经外科学组. 颅咽管瘤围手术期管理中国专家共识（2017）. 中华医学杂志，2018，98（1）：5-10.

3. 中华医学会神经外科学分会小儿神经外科学组，《颅咽管瘤治疗专家共识》编写委员会. 颅咽管瘤治疗专家共识（2016）. 中华医学杂志，2017，97（17）：1283-1289.

4. Lu YT，Qi ST，Xu JM，et al. A membranous structure separating the adenohypophysis and neurohypophysis：an anatomical study and its clinical application for craniopharyngioma. Journal of neurosurgery. Pediatrics，2015，15（6）：630-637.

5. Bao Y，Pan J，Qi ST，et al. Origin of craniopharyngiomas：implications for growth pattern，clinical characteristics，and outcomes of tumor recurrence. Journal of neurosurgery，2016，125（1）：24-32.

6. Song-tao Q，Xi-an Z，Hao L，et al. The arachnoid sleeve enveloping the pituitary stalk：anatomical and histologic study. Neurosurgery，2010，66（3）：585-589.

7. Songtao Q，Yuntao L，Jun P，et al. Membranous layers of

中国医学临床百家

the pituitary gland: histological anatomic study and related clinical issues. Neurosurgery, 2009, 64 (3 Suppl): ons1-9; discussion ons9-10.

8. Bao Y, Qiu B, Qi S, et al. Influence of previous treatments on repeat surgery for recurrent craniopharyngiomas in children. Childs Nerv Syst, 2016, 32 (3): 485-491.

9. Qi S, Pan J, Lu Y, et al. The impact of the site of origin and rate of tumour growth on clinical outcome in children with craniopharyngiomas. Clinical endocrinology, 2012, 76 (1): 103-110.

10. Qi S, Zhou J, Pan J, et al. Epithelial-mesenchymal transition and clinicopathological correlation in craniopharyngioma. Histopathology, 2012, 61 (4): 711-725.

11. Qi S, Lu Y, Pan J, et al. Anatomic relations of the arachnoidea around the pituitary stalk: relevance for surgical removal of craniopharyngiomas. Acta neurochirurgica, 2011, 153 (4): 785-796.

12. Pan J, Qi S, Lu Y, et al. Intraventricular craniopharyngioma: morphological analysis and outcome evaluation of 17 cases. Acta neurochirurgica, 2011, 153 (4): 773-784.

13. Qi S, Peng J, Pan J, et al. Secondary abscess arising in a craniopharyngioma. Journal of clinical neuroscience: official journal

of the Neurosurgical Society of Australasia, 2009, 16（12）：1667-1669.

14. Qi S, Peng J, Pan J, et al. Growth and weight of children with craniopharyngiomas based on the tumour location and growth pattern. Journal of clinical neuroscience：official journal of the Neurosurgical Society of Australasia, 2013, 20（12）：1702-1708.

15. Lu Y, Qi S, Peng J, et al. Malignant transformation of craniopharyngioma in an infradiaphragmatic case. Chinese medical journal, 2014, 127（17）：3187-3188.

16. Qi S, Huang G, Pan J, et al. Involvement of osteopontin as a core protein in craniopharyngioma calcification formation. Journal of neuro-oncology, 2010, 98（1）：21-30.

17. Feng Z, Ou Y, Zhou M, et al. Functional ectopic neural lobe increases GAP-43 expression via PI3K/AKT pathways to alleviate central diabetes insipidus after pituitary stalk lesion in rats. Neuroscience letters, 2018, 673：1-6.

18. Feng Z, Ou Y, Zhou M, et al. A rat model for pituitary stalk electric lesion-induced central diabetes insipidus：application of 3D printing and further outcome assessments. Experimental animals, 2018, 67（3）：383-392.

19. Nie J, Huang GL, Deng SZ, et al. The purine receptor P2X7R regulates the release of pro-inflammatory cytokines in human

craniopharyngioma. Endocrine-related cancer, 2017, 24 (6) ：287-296.

20. Yan X, Kang D, Pan J, et al. Osteoblastic differentiation and cell calcification of adamantinomatous craniopharyngioma induced by bone morphogenetic protein-2. Cancer biomarkers ：section A of Disease markers, 2017, 18 (2) ：191-198.

21. Zhou J, Zhang C, Pan J, et al. Interleukin6 induces an epithelialmesenchymal transition phenotype in human adamantinomatous craniopharyngioma cells and promotes tumor cell migration. Molecular medicine reports, 2017, 15 (6) ：4123-4131.

22. Liu Y, Wang CH, Li DL, et al. TREM-1 expression in craniopharyngioma and Rathke's cleft cyst：its possible implication for controversial pathology. Oncotarget, 2016, 7 (31) ：50564-50574.

23. Qi S. Craniopharyngiomas - Classification and Surgical Treatment. Vol 4：Frontiers in Neurosurgery；2018.

24. 漆松涛 . 膜性概念神经外科学 . 北京：人民卫生出版社，2018.

25. 漆松涛 . 显微神经外科图解及述评 . 北京：人民卫生出版社，2018.

26. 漆松涛 . 颅咽管瘤 . 北京：人民卫生出版社，2018.

27. Qi S.Atlas of Craniopharyngioma. New York：Springer，2019.

参考文献

1. Castro-Dufourny I, Carrasco R, Prieto R, et al. The first sixty-five craniopharyngioma operations in France. Rev Neurol (Paris), 2017, 173 (4): 180-188.

2. Qiao N. Excess mortality after craniopharyngioma treatment: are we making progress? Endocrine, 2019, 64 (1): 31-37.

3. Losa M, Pieri V, Bailo M, et al. Single fraction and multisession Gamma Knife radiosurgery for craniopharyngioma. Pituitary, 2018, 21 (5): 499-506.

4. Indelicato DJ, Bradley JA, Sandler ES, et al. Clinical outcomes following proton therapy for children with central nervous system tumors referred overseas. Pediatr Blood Cancer, 2017, 64 (12).

5. Kilday JP, Caldarelli M, Massimi L, et al. Intracystic interferon-alpha in pediatric craniopharyngioma patients: an international multicenter assessment on behalf of SIOPE and ISPN. Neuro Oncol, 2017, 19 (10): 1398-1407.

6. Brastianos PK, Taylor-Weiner A, Manley PE, et al. Exome sequencing identifies BRAF mutations in papillary craniopharyngiomas. Nat Genet, 2014, 46 (2):

中国医学临床百家

161-165.

7. Brastianos PK, Shankar GM, Gill CM, et al. Dramatic Response of BRAF V600E Mutant Papillary Craniopharyngioma to Targeted Therapy. J Natl Cancer Inst, 2016, 108 (2) .

8. Müller HL. Craniopharyngioma and hypothalamic injury: latest insights into consequent eating disorders and obesity. Curr Opin Endocrinol Diabetes Obes, 2016, 23 (1) : 81-89.

9. Prieto R, Pascual JM, Castro-Dufourny I, et al. Craniopharyngioma: Surgical Outcome as Related to the Degree of Hypothalamic Involvement. World Neurosurg, 2017, 104: 1006-1010.

10. Prieto R, Pascual JM, Rosdolsky M, et al. Preoperative Assessment of Craniopharyngioma Adherence: Magnetic Resonance Imaging Findings Correlated with the Severity of Tumor Attachment to the Hypothalamus. World Neurosurg, 2018, 110: e404-e426.

11. Elowe-Gruau E, Beltrand J, Brauner R, et al. Childhood craniopharyngioma: hypothalamus-sparing surgery decreases the risk of obesity. J Clin Endocrinol Metab, 2013, 98 (6) : 2376-2382.

12. Castro-Dufourny I, Carrasco R, Pascual JM. Hypothalamic obesity after craniopharyngioma surgery: Treatment with a long acting glucagon like peptide 1 derivated. Endocrinología. Diabetes y Nutrición (English ed), 2017, 64 (3) : 182-184.

13. Ogawa Y, Niizuma K, Tominaga T. Recovery from diabetes insipidus and preservation of thyroid function after craniopharyngioma removal and pituitary stalk sectioning. Clinical Neurology and Neurosurgery, 2017, 162: 36-40.

14. Boekhoff S，Bogusz A，Sterkenburg AS，et al. Long-term Effects of Growth Hormone Replacement Therapy in Childhood-onset Craniopharyngioma：Results of the German Craniopharyngioma Registry（HIT-Endo）. Eur J Endocrinol, 2018，179（5）：331-341.

15. Müller HL. Risk-adapted，long-term management in childhood-onset craniopharyngioma. Pituitary，2017，20（2）：267-281.

16. Müller HL. Childhood craniopharyngioma：treatment strategies and outcomes. Expert Rev Neurother，2014，14（2）：187-197.

17. Müller HL. Hypothalamic involvement in craniopharyngioma-Implications for surgical，radiooncological，and molecularly targeted treatment strategies. Pediatr Blood Cancer，2018，65（5）：e26936.

18. Samii M，Tatagiba M. Surgical management of craniopharyngiomas：a review. Neurologia medico-chirurgica，1997，37（2）：141-149.

19. Winn HR. Youmans neurological surgery. Vol 1. Elsevier/Saunders，2011.

20. Yasargil MG，Curcic M，Kis M，et al. Total removal of craniopharyngiomas. Approaches and long-term results in 144 patients. J Neurosurg，1990，73（1）：3-11.

21. Elliott RE，Hsieh K，Hochm T，et al. Efficacy and safety of radical resection of primary and recurrent craniopharyngiomas in 86 children. J Neurosurg Pediatr，2010，5（1）：30-48.

22. Clark AJ，Cage TA，Aranda D，et al. A systematic review of the results of surgery and radiotherapy on tumor control for pediatric craniopharyngioma. Childs Nerv Syst，2013，29（2）：231-238.

23. Suh JH，Gupta N. Role of radiation therapy and radiosurgery in the management of craniopharyngiomas. Neurosurg Clin N Am，2006，17（2）：143-148.

24. Minniti G, Saran F, Traish D, et al. Fractionated stereotactic conformal radiotherapy following conservative surgery in the control of craniopharyngiomas. Radiother Oncol, 2007, 82 (1): 90-95.

25. Niranjan A, Kano H, Mathieu D, et al. Radiosurgery for craniopharyngioma. Int J Radiat Oncol Biol Phys, 2010, 78 (1): 64-71.

26. Veeravagu A, Lee M, Jiang B, et al. The role of radiosurgery in the treatment of craniopharyngiomas. Neurosurg Focus, 2010, 28 (4): E11.

27. Behari S, Banerji D, Mishra A, et al. Intrinsic third ventricular craniopharyngiomas: report on six cases and a review of the literature. Surg Neurol, 2003, 60 (3): 245-252; discussion 252-243.

28. Liu Y, Qi ST, Wang CH, et al. Pathological Relationship Between Adamantinomatous Craniopharyngioma and Adjacent Structures Based on QST Classification. J Neuropathol Exp Neurol, 2018, 77 (11): 1017-1023.

29. Udelsman R. Endocrine Surgery: A Hopkins Legacy. Annals of surgery, 2018, 267 (2S Suppl 2): S16-S19.

30. Lewis AI, Crone KR, Taha J, et al. Surgical resection of third ventricle colloid cysts. Preliminary results comparing transcallosal microsurgery with endoscopy. Journal of neurosurgery, 1994, 81 (2): 174-178.

31. Varshney S, Gupta C, Bansal KK, et al. Endoscopic Trans-Nasal Trans-Sphenoidal (TNTS) Approach For Pituitary Adenomas: Our Experience. Indian journal of otolaryngology and head and neck surgery: official publication of the Association of Otolaryngologists of India, 2013, 65 (Suppl 2): 308-313.

32. Honegger J, Buchfelder M, Fahlbusch R, et al. Transsphenoidal microsurgery for craniopharyngioma. Surgical neurology, 1992, 37 (3): 189-196.

33. Steno J, Malacek M, Bizik I. Tumor-third ventricular relationships in supradiaphragmatic craniopharyngiomas: correlation of morphological, magnetic resonance imaging, and operative findings. Neurosurgery, 2004, 54 (5): 1051-1058; discussion 1058-1060.

34. Kassam AB, Gardner PA, Snyderman CH, et al. Expanded endonasal approach, a fully endoscopic transnasal approach for the resection of midline suprasellar craniopharyngiomas: a new classification based on the infundibulum. Journal of neurosurgery, 2008, 108 (4): 715-728.

35. Pascual JM, Prieto R, Carrasco R. Infundibulo-tuberal or not strictly intraventricular craniopharyngioma: evidence for a major topographical category. Acta Neurochir (Wien), 2011, 153 (12): 2403-2425; discussion 2426.

36. Qi S, Pan J, Lu Y, et al. The impact of the site of origin and rate of tumour growth on clinical outcome in children with craniopharyngiomas. Clinical endocrinology, 2012, 76 (1): 103-110.

37. Barkhoudarian G, Laws ER. Craniopharyngioma: history. Pituitary, 2013, 16 (1): 1-8.

38. Qi ST, Peng JX, Pan J, et al. Hypopituitarism mode in patients with craniopharyngioma in relation to tumor growth pattern. Zhonghua Yi Xue Za Zhi, 2018, 98 (1): 19-24.

39. Buchfelder M, Schlaffer SM, Lin F, et al. Surgery for craniopharyngioma. Pituitary, 2013, 16 (1): 18-25.

40. Müller HL. Consequences of craniopharyngioma surgery in children. J Clin Endocrinol Metab, 2011, 96 (7): 1981-1991.

41. Becker G, Kortmann RD, Skalej M, et al. The role of radiotherapy in the

treatment of craniopharyngioma--indications, results, side effects. Front Radiat Ther Oncol, 1999, 33: 100-113.

42. Müller H. Craniopharyngioma - a chronic disease. Swiss Med Wkly, 2018, 148: w14548.

43. Wijnen M, van den Heuvel-Eibrink MM, Janssen J, et al. Very long-term sequelae of craniopharyngioma. European journal of endocrinology, 2017, 176 (6): 755-767.

44. Jean WC. Multimodality, Multidirectional Resection of Craniopharyngioma: Versatility in Alternating the Principal and Auxiliary Surgical Corridors and Visualization Modalities. World neurosurgery, 2017, 102: 376-382.

45. Sartoretti-Schefer S, Wichmann W, Aguzzi A, et al. MR differentiation of adamantinous and squamous-papillary craniopharyngiomas. AJNR. American journal of neuroradiology, 1997, 18 (1): 77-87.

46. Müller HL. Diagnosis, treatment, clinical course, and prognosis of childhood-onset craniopharyngioma patients. Minerva endocrinologica, 2017, 42 (4): 356-375.

47. 颅咽管瘤治疗专家共识编写委员会, 中华医学会神经外科学分会小儿神经外科学组. 颅咽管瘤患者长期内分泌治疗专家共识 (2017). 中华医学杂志, 2018, 98 (1): 11-18.

48. Fahlbusch R, Honegger J, Paulus W, et al. Surgical treatment of craniopharyngiomas: experience with 168 patients. Journal of neurosurgery, 1999, 90 (2): 237-250.

49. Hoogenhout J, Otten BJ, Kazem I, et al. Surgery and radiation therapy in the management of craniopharyngiomas. Int J Radiat Oncol Biol Phys, 1984, 10 (12): 2293-2297.

50. Hoffman HJ, De Silva M, Humphreys RP, et al. Aggressive surgical management of craniopharyngiomas in children. Journal of neurosurgery, 1992, 76 (1): 47-52.

51. 颅咽管瘤治疗专家共识编写委员会. 颅咽管瘤患者长期内分泌治疗专家共识. 中华医学杂志, 2017, 98 (1): 11-18.

52. 颅咽管瘤治疗专家共识编写委员会. 颅咽管瘤治疗专家共识. 中华医学杂志, 2017, 97 (17): 1283-1289.

53. 颅咽管瘤治疗专家共识编写委员会. 颅咽管瘤围手术期管理中国专家共识. 中华医学杂志, 2017, 98 (1): 5-10.

54. Kim SK, Wang KC, Shin SH, et al. Radical excision of pediatric craniopharyngioma: recurrence pattern and prognostic factors. Childs Nerv Syst, 2001, 17 (9): 531-536; discussion 537.

55. Zuccaro G. Radical resection of craniopharyngioma. Childs Nerv Syst, 2005, 21 (8-9): 679-690.

56. Elliott RE, Moshel YA, Wisoff JH. Minimal residual calcification and recurrence after gross-total resection of craniopharyngioma in children. J Neurosurg Pediatr, 2009, 3 (4): 276-283.

57. Kiran NA, Suri A, Kasliwal MK, et al, Mahapatra AK. Gross total excision of pediatric giant cystic craniopharyngioma with huge retroclival extension to the level of foramen magnum by anterior trans petrous approach: report of two cases and review of literature. Childs Nerv Syst, 2008, 24 (3): 385-391.

58. Rajan B, Ashley S, Gorman C, et al. Craniopharyngioma--a long-term results following limited surgery and radiotherapy. Radiother Oncol, 1993, 26 (1): 1-10.

59. Moussa AH, Kerasha AA, Mahmoud ME. Surprising outcome of ommaya

reservoir in treating cystic craniopharyngioma: a retrospective study. Br J Neurosurg, 2013, 27 (3): 370-373.

60. Bao Y, Qiu B, Qi S, et al. Influence of previous treatments on repeat surgery for recurrent craniopharyngiomas in children. Childs Nerv Syst, 2016, 32 (3): 485-491.

61. Elliott RE, Jane JA Jr, Wisoff JH. Surgical management of craniopharyngiomas in children: meta-analysis and comparison of transcranial and transsphenoidal approaches. Neurosurgery, 2011, 69 (3): 630-643; discussion 643.

62. Solari D, Morace R, Cavallo LM, et al. The endoscopic endonasal approach for the management of craniopharyngiomas. J Neurosurg Sci, 2016, 60 (4): 454-462.

63. Jang JH, Kim KH, Lee YM, et al. Surgical results of pure endoscopic endonasal transsphenoidal surgery for 331 pituitary adenomas: An experience of a single institute for 15 years. World Neurosurg, 2016 Dec, 96: 545-555..

64. Bao Y, Pan J, Qi ST, et al. Origin of craniopharyngiomas: implications for growth pattern, clinical characteristics, and outcomes of tumor recurrence. Journal of neurosurgery, 2016, 125 (1): 24-32.

65. Pan J, Qi S, Liu Y, et al. Growth patterns of craniopharyngiomas: clinical analysis of 226 patients. J Neurosurg Pediatr, 2016, 17 (4): 418-433.

66. Prieto R, Pascual JM, Subhi-Issa I, et al. Predictive factors for craniopharyngioma recurrence: a systematic review and illustrative case report of a rapid recurrence. World Neurosurg, 2013, 79 (5-6): 733-749.

出版者后记
Postscript

科学技术文献出版社自 1973 年成立即开始出版医学图书，40 余年来，医学图书的内容和出版形式都发生了很大变化，这些无一不与医学的发展和进步相关。《中国医学临床百家》从 2016 年策划至今，感谢 600 余位权威专家对每本书、每个细节的精雕细琢，现已出版作品近百种。2018 年，丛书全面展开学科总主编制，由各个学科权威专家指导本学科相关出版工作，我们以饱满的热情迎来了《中国医学临床百家》丛书各个分卷的诞生，也期待着《中国医学临床百家》丛书的出版工作更加科学与规范。

近几年，中国的临床医学有了很大的发展，在国际医学领域也开始崭露头角。以北京天坛医院牵头的 CHANCE 研究成果改写美国脑血管病二级预防指南为标志，中国一批临床专家的科研成果正在走向世界。但是，这些权威临床专家的科研成果多数首先发表在国外期刊上，之后才在国内期刊、会议中展现。如果出版专著，又为多人合著，专家个人的观点和成果精华被稀释。为改变这种零落的展现方式，作为科技部所属的唯一一家出版机构，我们有责任为中国的临床医生提供一个系统展示临床研究成果的舞台。为此，我们策划出版了这套高端医学专著——《中国医学临床百家》丛书。

"百家"既指临床各学科的权威专家，也取百家争鸣之义。

丛书中每一本书阐述一种疾病的最新研究成果及专家观点，按年度持续出版，强调医学知识的权威性和时效性，以期细致、连续、全面展示我国临床医学的发展历程。与其他医学专著相比，本丛书具有出版周期短、持续性强、主题突出、内容精练、阅读体验佳等特点。在图书出版的同时，同步通过万方数据库等互联网平台进入全国的医院，让各级临床医师和医学科研人员通过数据库检索到专家观点，并能迅速在临床实践中得以应用。

在与作者沟通过程中，他们对丛书出版的高度认可给了我们坚定的信心。北京协和医院邱贵兴院士说"这个项目是出版界的创新……项目持续开展下去，对促进中国临床学科的发展能起到很大作用"。中国人民解放军第二军医大学孙颖浩校长表示"我鼓励我国的泌尿外科医生把自己的创新成果和宝贵的经验传播给国内同行，我期待本丛书的出版"；北京大学第一医院霍勇教授认为"百家丛书很有意义"。我们感谢这么多临床专家积极参与本丛书的写作，他们在深夜里的奋笔，感动着我们，鼓舞着我们，这是对本丛书的巨大支持，也是对我们出版工作的肯定，我们由衷地感谢作者的支持与付出！

在传统媒体与新兴媒体相融合的今天，打造好这套在互联网时代出版与传播的高端医学专著，为临床科研成果的快速转化服务，为中国临床医学的创新及临床医师诊疗水平的提升服务，我们一直在努力！

科学技术文献出版社

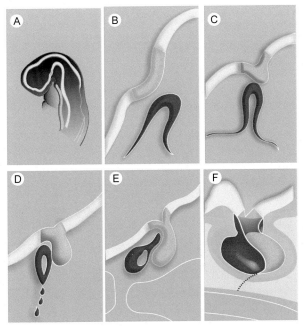

A. 原始胚胎时期；B. 孕 1～3 周；C. 孕 5 周；D. 孕 12 周；E. 孕 12～13 周；F. 垂体形成，黄色为漏斗（神经垂体），红色为拉克氏囊（腺垂体）。

彩插 1　神经系统发育模式（见正文 P003）

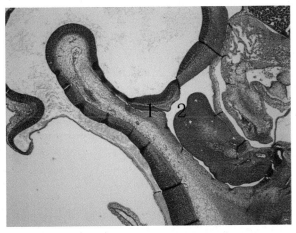

Rathke's 囊不会进入到软膜内部。1. Rathke's 囊；2. 软膜。

彩插 2　胚胎发育 7 周 Rathke's 囊与软膜的关系（见正文 P004）

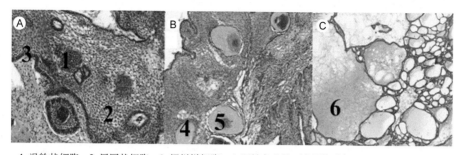

1. 涡轮状细胞；2. 星网状细胞；3. 栅栏样细胞；4. 湿性角化物（鬼影细胞）；5. 钙化；6. 囊变。

彩插 3　成釉上皮型颅咽管瘤病理特点　A～C 造釉型颅咽管瘤（见正文 P006）

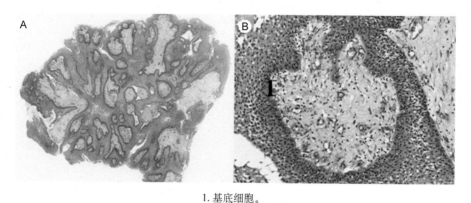

1. 基底细胞。

彩插 4　鳞状乳头型颅咽管瘤病理特点（见正文 P006）

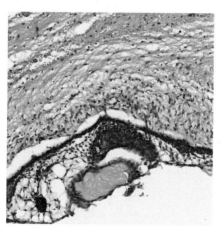

彩插 5　肿瘤与三脑室底壁关系，肿瘤位于软膜外（见正文 P011）

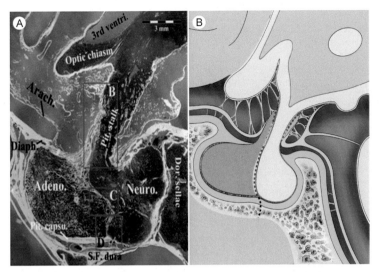

图 A 与图 B：蓝色：硬膜；绿色：蛛网膜；黄色：软膜；紫色：室管膜。

彩插 6　垂体柄及结节漏斗部天狼星红染色（见正文 P013）

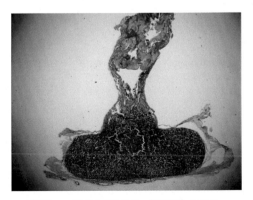

彩插 7　垂体柄冠状位（见正文 P014）

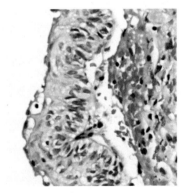

彩插 8　肿瘤与垂体柄神经组织的关系，软膜完整（见正文 P015）

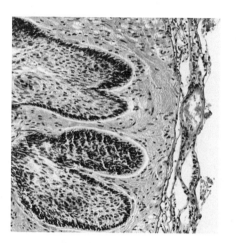

彩插 9　肿瘤与垂体柄神经组织的关系，突破软膜（见正文 P016）

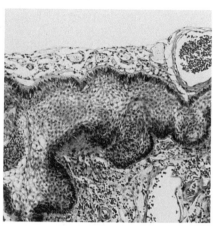

彩插 10　肿瘤与蛛网膜袖套的关系，突入蛛网膜腔（见正文 P016）

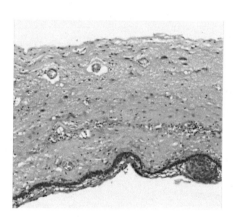

彩插 11　既往认为的完全三脑室内型肿瘤，位于三脑室室管膜外（见正文 P018）

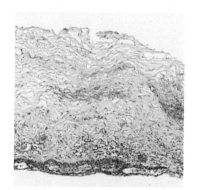

彩插 12　S 型肿瘤与三脑室底关系，中间存在内层蛛网膜、软膜相隔（非起源点）（见正文 P018）

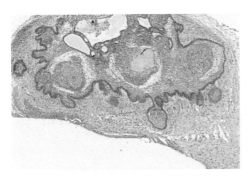

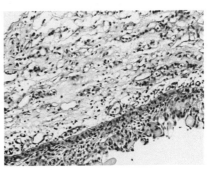

彩插 13　T 型颅咽管瘤与三脑室底的关系（起源点）（见正文 P018）

彩插 14　Q 型肿瘤与腺垂体关系，平行推挤（见正文 P021）

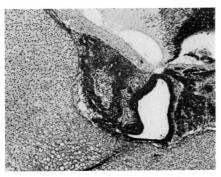

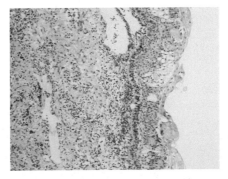

彩插 15　9～10 周胎儿垂体可见鞍底残迹于垂体中间叶（见正文 P021）

彩插 16　肿瘤与神经垂体关系，神经垂体部分仍保留软膜（见正文 P022）

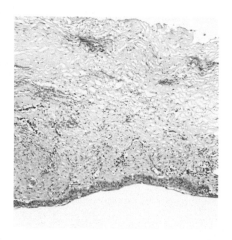

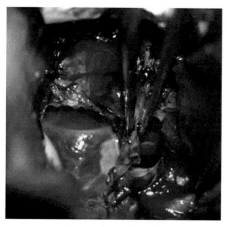

彩插17　Q型肿瘤与鞍隔关系，粘连紧密，平行推挤（见正文 P023）

彩插18　Q型肿瘤寻找垂体囊膜的边界，将鞍内容物完整切除后保留神经垂体、垂体柄、三脑室底等结构。
（见正文 P023）

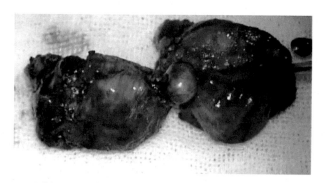

彩插19　肿瘤得到完整整块全切除（见正文 P023）

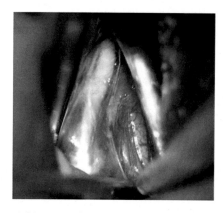

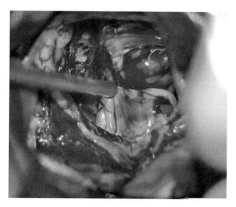

彩插20　肿瘤与颈内动脉之间有颈内动脉侧膜相隔（见正文 P025）

彩插21　完整切除肿瘤后，鞍区的膜性结构保留（见正文 P025）

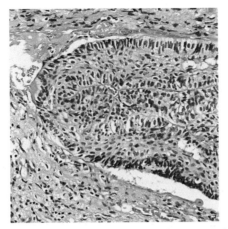

彩插 22　肿瘤与三脑室关系，肿瘤位于
软膜外（见正文 P026）

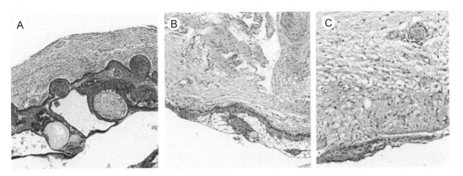

A. 卯榫样（mortise）；B. 藻泽样（marsh）；C. 河滩样（moat）。

彩插 23　肿瘤与三脑室底内组织的三种关系（见正文 P027）

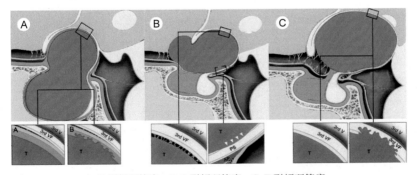

A. Q 型颅咽管瘤；B. S 型颅咽管瘤；C. T 型颅咽管瘤。

彩插 24　不同 Q、S、T 分型颅咽管瘤与三脑室底的解剖关系（见正文 P033）

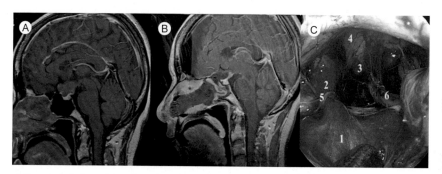

A.术前 MRI 矢状位；B.术后 MRI 矢状位；C.术后鞍区结构：1.垂体，2.垂体柄，3.乳头体，4.三脑室底；5.垂体柄蛛网膜袖套；6.右侧后交通动脉。

彩插 25　颅咽管瘤经碟全切肿瘤后保留重要结构的完整性（见正文 P050）

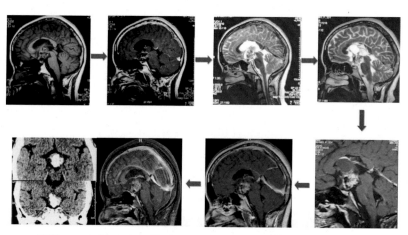

彩插 26　一例 20 年间接受 10 次放疗，最终复发难以生存患者的
影像学提示放射治疗后颅咽管瘤仍然进展（见正文 P058）

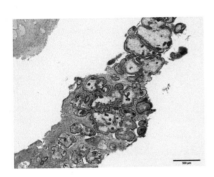

彩插 27　放射治疗后颅咽管瘤 HE 染色形态学变化（见正文 P059）

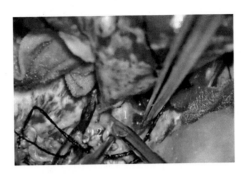

放射性损伤并加重肿瘤与周围组织结构粘连，需全程锐性分离。1. 视神经；2. 颅咽管瘤。

彩插 28　颅咽管瘤放疗后再手术术中所见（见正文 P059）

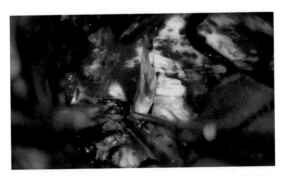

Ommaya 管外层包裹纤维肉芽结构，1.Ommaya 管外层包裹纤维肉芽结构；2. 颅咽管瘤。

彩插 29　颅咽管瘤放疗后再手术术中所见（见正文 P061）